QUESTION DE L'IDENTITÉ

DE

LA VARIOLE

ET DE

LA VACCINE

PAR

Achille AMANS

Docteur en médecine

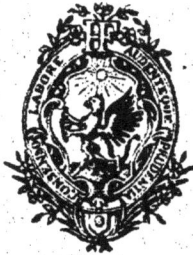

MONTPELLIER

IMPRIMERIE CENTRALE DU MIDI

(HAMELIN FRÈRES)

—

1893

QUESTION DE L'IDENTITÉ

DE LA VARIOLE

ET

DE LA VACCINE

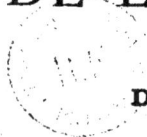

QUESTION DE L'IDENTITÉ

DE

LA VARIOLE

ET DE

LA VACCINE

PAR

Achille AMANS

Docteur en médecine

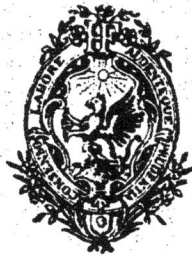

MONTPELLIER
IMPRIMERIE CENTRALE DU MIDI
(HAMELIN FRÈRES)

—

1893

A MES PARENTS

A. AMANS.

A MONSIEUR LE DOCTEUR PEZET

Ex-Administrateur des hôpitaux de Montpellier.

A MON PRÉSIDENT DE THÈSE

MONSIEUR LE PROFESSEUR CARRIEU

A MES ANCIENS MAITRES

DES HOPITAUX DE PARIS

A. AMANS.

INTRODUCTION

———

Depuis que Jenner, appuyant sa doctrine de résultats qui parlaient haut, fit accepter par le monde savant la théorie de la vaccine, des controverses nombreuses surgirent pour établir les rapports de celle-ci avec la variole.

Rien de définitif n'est resté de toutes ces luttes, et la question se trouvait ces dernières années encore, après force remaniements et force hypothèses, aussi nouvelle qu'au premier jour.

Assimilant l'immunité varioleuse à l'immunité charbonneuse dont la découverte avait produit un si brillant éclat autour du nom de Pasteur, la majorité des savants, d'accord en cela avec les notions de microbiologie moderne, inclinent à penser que, dans l'un et l'autre cas, l'immunité s'obtient grâce aux modifications des éléments virulents successivement atténués par des cultures ou par passage à travers l'organisme des animaux.

Et, à la lumière des données récentes, on a repris cette théorie de l'identité du virus *vaccin et variole*, que Jenner admettait et que, dès 1864, Depaul défendait à l'Académie de médecine.

Si cette identité était prouvée, l'immunité vaccinale rentrerait dans la théorie générale de l'immunité acquise.

Mais des conceptions doctrinales plus nouvelles encore, dont l'honneur revient à M. Bouchard, en montrant que le développement de la bactéridie charbonneuse peut être empêché par la présence d'un autre microbe, le bacille pyocyanique, ont permis de se demander s'il n'y avait pas dans la vaccination varioleuse quelque analogie d'action. Cette question n'avait pas en elle le simple intérêt qui s'attache à la solution des problèmes scientifiques purs. Elle était féconde en applications, et l'on comprend qu'elle ait si vivement sollicité l'attention des diverses écoles de médecine expérimentale, au point que, de tous les côtés du monde savant, des recherches les plus louables ont été entreprises.

Si les faits communiqués sont nombreux, les résultats probants sont bien rares, et nous verrons dans le cours de ce travail, combien sont difficiles et complexes les investigations de cette nature. Aussi, sans avoir la prétention d'apporter ici des documents imprévus, il nous a semblé qu'il pouvait y avoir quelque intérêt à condenser les opinions émises sur les relations de la vaccine et de la variole, de les examiner, de les discuter, si faire se peut, de montrer enfin les résultats obtenus et les vérités qui se dégagent de ces débats intéressants.

Dans un travail remarquable par le sens critique autant que par l'érudition, Berthet avait, dès 1884, exposé les principaux arguments en faveur de la non-identité de la variole et de la vaccine, apportant lui-même à la discussion, outre l'autorité indiscutable de M. Chauveau, l'illustre professeur de Lyon, un contingent de faits et d'observations personnelles. Mais les expériences les plus instructives et les plus concluantes sont postérieures à la thèse de Berthet ; car c'est à peine depuis cette époque que nous constatons dans la pratique les notions méthodiques et minutieuses de l'asepsie, notions qui doivent présider à toute étude sur les agents infectieux.

C'est M. le professeur agrégé Ducamp qui nous a donné l'idée de ce travail ; grâce à son obligeance, la tâche que nous nous étions imposée a été des plus faciles. Qu'il nous permette en cette circonstance de lui témoigner toute notre gratitude pour l'aimable bienveillance dont il ne s'est jamais départi à notre égard pendant les deux années que nous venons de passer à cette Ecole.

M. Pourquier, dont nous avons pu apprécier la haute valeur scien ue, mérite aussi tous nos remerciements ; ses conseils éclairés ne nous ont jamais fait défaut.

Nous offrons l'hommage de notre vive reconnaissance à M. le professeur Carrieu, qui veut bien nous faire l'honneur de présider notre thèse.

QUESTION DE L'IDENTITÉ

DE LA VARIOLE

ET

DE LA VACCINE

CHAPITRE PREMIER

HISTORIQUE

VARIOLISATION

Aux époques les plus reculées, dans un très grand nombre de pays on employait, comme préservatif de la variole, la variole elle-même. Cette coutume est-elle née en Arabie avec la maladie? En présence de la diversité des méthodes adoptées par les différents peuples, il serait peut-être plus vraisemblable de croire que, partout où sévissait la petite vérole, partout aussi on essayait la variolisation pour atténuer le mal.

Si les origines de cette variolisation sont de date très ancienne, les données les plus positives sur son histoire ne remontent pas au delà du V° siècle. Un missionnaire, D'Entrecolles, est le premier qui nous parle du mode particulier adopté en Chine depuis plusieurs siècles pour cette inoculation artificielle de la variole. On prend la croûte encore humide d'une pustule et on l'enfonce dans le nez des enfants de trois à six ans, procédé bien primitif que les Chinois eux-mêmes avaient considéré comme défectueux et auquel plus tard, vers 1721, les médecins anglais essayaient de substituer la méthode indienne. Dans l'Inde, à certaines époques de l'année, les Brames parcouraient le pays : les sujets étaient préalablement soumis à un régime sévère et on leur introduisait à travers la peau des fils minces imprégnés de virus. Suivant d'autres versions, les Brames frictionnaient la peau dépouillée de son épiderme avec de petits morceaux de coton trempés dans du pus variolique.

Spremgel nous apprend qu'en Géorgie et en Circassie, les habitants, persuadés que c'était là le plus sûr moyen de conserver la beauté des femmes, les faisaient inoculer. L'opération s'effectuait en grande pompe, au milieu de cérémonies bizarres et empreintes de la superstition la plus grossière. Les Arabes l'ont connue aussi et Avicenne en parle.

Au commencement du XVIII° siècle, elle était d'un usage général parmi les Grecs de Constantinople, et c'est de là qu'elle a pu pénétrer dans l'Europe occidentale. Une femme d'esprit et de talent, l'épouse de l'ambassadeur anglais auprès de la Porte Ottomane, Lady Worthly Montague, mérite une place dans l'histoire de la médecine et elle a acquis de justes droits à la reconnaissance de la postérité pour le zèle avec lequel elle fit connaître dans des Lettres célèbres l'inoculation grecque en Angleterre, où on ne tarda pas à la perfectionner. Après les enfants de Lady Montague inoculés en 1717, la famille royale donna l'exemple une des premières, et bientôt, grâce à l'active propagande de Maitland, on pratiqua couramment la variolisation dans toute la Grande-Bretagne. Peu de temps après, cette pratique pénétrait en Amérique, où elle prenait une rapide extension.

Quelques essais malheureux portèrent un coup funeste à l'inoculation ; mais pendant qu'en Angleterre, de 1726 à 1738, on traitait à peine deux mille personnes, cette nouvelle méthode faisait des adeptes sérieux dans le monde scientifique de l'Allemagne, et de la France surtout, où le duc d'Orléans prit un intérêt fort vif aux progrès de cet art bienfaisant. Au début, la Sorbonne consultée se montra presque bienveillante ; mais, à la mort du Régent, elle discuta avec colère et dépit au point qu'à propos d'une thèse soutenue à Paris sous la présidence de Delavigne, on entendit les maîtres de la Faculté traiter les inoculateurs d'imposteurs et de bourreaux, et l'inoculation de crime digne de châtiment.

Les insuccès en Angleterre, l'esprit de critique en Allemagne, la mort du Régent en France, portèrent un coup terrible au développement de la variolisation, et il faut arriver à 1754 pour retrouver quelque faveur à cette méthode, grâce à la brillante apologie qu'en faisait La Condamine avec son éloquence irrésistible, son argumentation logique et serrée. Les objections physiques et morales ayant cours à cette heure tombaient une à une, et l'appui de Voltaire aidant, la réaction se faisait sentir un peu partout à la fois. A Paris, dans toutes les classes de la société, de chauds partisans de l'inoculation préconisaient la méthode de Harty, médecin anglais, qui opérait en excoriant l'épiderme et en appliquant dessus du fils trempé dans le pus variolique, et qui, sur 252 cas, n'avait pas eu un seul mauvais résultat.

En Italie, les efforts de Poverini, de Castellucci, de Fr. Caluri, firent faire à l'inoculation des progrès inespérés et que la condescendance de la Cour pontificale rendirent encore plus rapides.

Un professeur de Pise, Gatti, de passage à Paris, pratiqua plusieurs inoculations dont la réussite fut des plus complètes et l'effet des plus considérables.

Mais le danger de voir les épidémies varioliques propagées et multipliées par les inoculations de Gatti fut le prétexte d'une plainte portée contre lui devant le Parlement. Un arrêt défendit provisoirement cette manière de faire dans les villes et faubourgs du ressort de la Cour et invitait la Faculté de médecine à donner son avis sur la variolisation et à fournir des conclusions.

Une désunion générale éclata à cette occasion parmi les membres les plus distingués de ce corps savant. Gatti, fatigué de ces discussions interminables, proposa un prix de 1,200 livres *pour celui qui prouverait jusqu'à l'évidence que la variole reparaît après l'inoculation*, et le roi lui accorda enfin, en 1769, la permission d'inoculer dans l'École militaire.

Il faut ajouter que, grâce aux perfectionnements de Monro, de Sutton, l'inoculation à ce moment ne présentait plus de danger : on donnait quelques doses de mercure doux avant l'opération au sujet qu'on ne le tourmentait plus par de longues et fatigantes préparations. Ce procédé, adopté rapidement partout, fut celui que Th. Dimsdale employa pour opérer l'impératrice de Russie.

En Allemagne, la cause était gagnée aussi et Hensle prouvait à Tralles et à Stein que la variole enlève du quart au dix-neuvième des malades, tandis qu'il périt à peine un seul inoculé sur 400. Ce chiffre est sensiblement le même que celui de la statistique de Tennet, publiée en Amérique en 1764, d'après laquelle il était constant qu'un seul enfant périt sur 438.

VACCINATION

(TRAVAUX DE JENNER)

Jenner publia son premier mémoire en juin 1798 : il était intitulé : *Recherches sur les causes et les effet de la petite vérole des vaches.* D'autres suivirent les années suivantes ; ils sont exactement résumés par Jenner lui-même dans un petit opuscule paru le 6 mai 1801 sous le titre : *Origines de l'inoculation de la vaccine.* Ayant remarqué que, parmi les personnes qu'il était appelé à inoculer dans les campagnes, il s'en trouvait un certain nombre réfractaires à la petite vérole et que ces personnes avaient toutes ou presque toutes été atteintes d'une maladie dite *petite vérole des vaches*, contractée en trayant ces animaux, Jenner entreprit des travaux dont nous trouvons le détail dans son mémoire. Il résulte de ces expériences que les vachers et vachères réputés à l'abri de la variole jouissent en vérité de cette immunité, mais à une condition : il faut qu'ils aient été atteints auparavant d'une maladie pustuleuse, siégeant le plus souvent sur les mains, et qu'ils ne prennent qu'autant qu'ils ont pansé des animaux atteints de cowpox, maladie pustuleuse éruptive des mamelles.

« En cherchant des éclaircissements sur la vaccine occasionnelle, dit Jenner, je fus frappé de l'idée qu'il était peut-être possible de propager cette maladie par inoculation et d'après les procédés de la petite vérole, en tirant d'abord le virus d'un ulcère de la vache, l'inoculant sur un sujet et continuant ainsi à le faire passer d'un individu à un autre. J'attendis quelque temps avec une secrète impatience l'occasion de mettre cette théorie à l'essai. Enfin cette époque arriva.

La première expérience fut faite, le 14 mai 1796, sur un jeune garçon nommé Phipps, âgé de huit ans, plein de santé, sur le bras duquel on inséra du virus-vaccin, tiré de la main d'une servante, Sarah Nelmes, qui avait été accidentellement infectée par une vache. Malgré la ressemblance de la pustule qui survint en conséquence au bras de ce jeune enfant avec les pustules de la variole inoculée, comme l'indisposition qui l'avait accompagnée fut à peine sensible, j'avais de la peine à me persuader que ce sujet fût à l'abri de recevoir l'infection de la petite vérole ; cependant, ayant inoculé quelques mois après le levain varioleux, il résista complètement à cette contre-épreuve. » Une série considérable de nouveaux faits vint confirmer ces premiers résultats, et, en 1798, Jenner avait démontré d'une façon incontestable que le virus vaccin, pris directement sur les mamelles d'une vache atteinte de cowpox, provoquait une éruption vaccinale sur le bras d'un enfant; de plus, que si on réinoculait à un autre enfant le vaccin du premier et ainsi de suite, en passant successivement de bras à bras chez quatre individus, on obtenait toujours des résultats identiques.

Puis, essayant de remonter à la source de la vaccine en se basant sur la coexistence des formes du cowpox des vaches avec le *grease* des chevaux, Jenner arrive à cette opinion : « A l'égard de l'opinion que j'ai énoncée (à savoir que le principe de l'infection est une matière morbifique qui tire son origine du cheval), quoique je ne puisse l'étayer sur des preuves expérimentales produites sous mes yeux, je crois cependant l'avoir établie avec suffisamment d'évidence. Je pense qu'il ne peut exister le moindre doute relativement à l'origine du cowpox, étant bien convaincu qu'il n'a jamais lieu parmi les vaches que lorsque les domestiques chargés de les traire prennent soin en même temps des chevaux attaqués du *grease* ou à moins que la maladie n'ait été communiquée au troupeau

par une vache que l'on y a introduit, ou encore par un individu qui y a apporté l'infection. »

ORIGINE DE LA QUESTION

DE L'IDENTITÉ DU VIRUS « VACCIN » ET DU VIRUS « VARIOLE »

Discussion à l'Académie (1862-1863)

Jenner avait laissé une certaine obscurité planer sur ce
qu'était le *grease*, d'où le cowpox procède, n'ayant pas suffisamment insisté sur les caractères spéciaux de cette affection
qu'il considérait bien pourtant comme générale et éruptive.
Aussi le horsepox (grease de Jenner), malgré les descriptions de Loy (1802), Sacco (1809), fut pendant longtemps con-
fondu avec d'autres maladies du pied du cheval. entre autres
les *eaux aux jambes*, le *javart;* les recherches de Lafosse,
vétérinaire à Toulouse, communiquées à l'Académie de médecine en 1862, et les travaux de Bouley (1863) ont permis de
fixer la symptomatologie exacte de ce que Jenner avait appelé le *grease*. C'est « une maladie éruptive, qui peut occuper tous les points du corps ou se concentrer, soit à la partie
inférieure des membres, soit autour des narines et des lèvres,
soit dans les cavités nasales, soit dans la bouche. » Ces vésicules, qui constituent l'éruption, arrivent à maturité du huitième au neuvième jour. L'inoculation du liquide aux vaches
donne le cowpox; aux enfants, elle donne une vaccine bien
caractérisée, mais dont les phénomènes inflammatoires sont
très violents. Réciproquement, le cowpox et le vaccin humanisé inoculés au cheval produisent le horsepox.

Bouley avait pu donner au « horsepox » sa véritable place
dans le cadre nosologique, et son mémoire, communiqué à

l'Académie de médecine en 1863, donna lieu à une mémorable discussion. S'inspirant d'analogies tirées non seulement des caractères objectifs et du mode d'évolution des éruptions, mais surtout des immunités réciproques de certains organismes respectivement imprégnés par le virus, soit du horse-pox, soit du cowpox, soit de la vaccine, soit de la variole, Depaul en vint à une conception des plus hardies : Au cours d'une séance à l'Académie, il déclara, mais sans appuyer son dire sur une étude expérimentale suffisante des choses, qu'en définitive il n'existait qu'une maladie éruptive commune à l'homme et aux animaux, la variole. Parmi les nombreuses propositions que Depaul développa le 1ᵉʳ décembre 1863, nous citerons les principales :

« 1° Il n'existe pas de virus vaccin ;

» 2° Le prétendu virus vaccin, que l'on considère comme l'antagoniste, le neutralisant du virus varioleux, n'est autre que le virus varioleux lui-même ;

» 3° Les espèces bovine et chevaline sont sujettes à une maladie éruptive qui est identique, quant à sa nature, avec la variole de l'espèce humaine ;

» 4° Il est à peu près démontré qu'il en est de même pour plusieurs autres espèces animales (porcs, moutons, chèvres, chiens, singes) ;

» 5° Les phénomènes locaux et généraux que présentent les animaux sont les mêmes que ceux observés chez l'homme ; il n'y a de différence, quant aux pustules, que celle qui dépend de la structure de la peau et de la présence de poils nombreux. »

A l'appui de son argumentation, Depaul ne portait aucune expérience positive. Ses adversaires, parmi lesquels Bousquet, répondaient non moins éloquemment, opposant les différences aux analogies : différences de caractères objectifs, différences dans la gravité, dans le mode de contagiosité.

Pour en finir, Bousquet formulait cette idée simple et lumineuse : « Que M. Depaul, s'écriait-il, vienne ici dire ces simples paroles : Oui, j'ai inoculé la variole à la vache, et la vache m'a rendu la vaccine. Je n'en demande pas davantage, j'ai foi en son honneur, et sur sa déclaration je me convertis à ses doctrines. Jusque-là je veux douter. »

Dans cette question de faits, l'expérimentation allait être consultée.

CHAPITRE II

EXPÉRIENCES TENDANT A DÉMONTRER LA NON-IDENTITÉ DE LA VACCINE ET DE LA VARIOLE

Si l'on discute encore sur la nature intime du virus de la variole et de la vaccine, au moment où les divers auteurs s'adressèrent à l'expérimentation pour arriver à résoudre le problème de l'identité, on connaissait suffisamment la symptomatologie propre à chacune de ces deux maladies pour ne pas se tromper sur ce qui appartenait à la variole et sur ce qui appartenait à la vaccine.

La vésicule et la pustule de la petite vérole ne peuvent pas être confondues avec des éruptions cutanées analogues.

Les travaux de Jenner avaient fait savoir que la vaccine de l'homme dérive de celle de la vache (cowpox) ou du cheval (horsepox).

Nous avons vu dans le chapitre précédent que le cadre nosologique du horsepox avait été bien établi par Bouley.

Un mot maintenant du cowpox. D'abord le cowpox naturel, fréquent dans certaines régions avec des pustules au nombre de 10 à 20, occupant les trayons, rondes ou allongées, mûres au bout de cinq à six jours, plus rarement en huit à dix jours. Ces pustules reposent sur une base indurée, et s'entourent d'une aréole d'un rouge plus ou moins clair; elles sont argentées, aplaties, quelquefois franchement bulbeuses; le contenu s'en écoule lentement par les scarifications. La dessiccation commence du onzième au douzième jour, elle donne lieu à la formation d'une croûte brunâtre, dont la chute (troisième semaine) laisse à nu une cicatrice. Le plus souvent, l'éruption se fait par poussées successives. La rupture des pustules produit des ulcérations qui rendent la lésion méconnaissable et ont donné lieu aux interprétations les plus fausses, comme dans l'épidémie de Hendon, où l'on crut voir une maladie spéciale, la scarlatine de la vache.

Il y a aussi le cowpox secondaire ou inoculé, qu'il provienne du horsepox, ou du cowpox primitif, ou du vaccin humanisé, se distingue par la régularité de l'éruption et par l'ombilication « qui est le propre de tout vaccin transmis. » Dans le premier cas (horsepox), il atteint son plein développement en huit jours. Dans le second, son évolution plus rapide aboutit à la pustulation complète le cinquième jour. Quand l'inoculation a été faite par piqûre, la pustule est nettement arrondie, la zone lymphogène (partie qui contient la lymphe) est d'un blanc mat, à bords bien nets ; l'ombilication centrale est très accusée, une aréole rose vif l'entoure; on sent au-dessous une induration bien manifeste; le sixième jour, la zone claire devient un peu louche; le septième, elle est jaune et sensiblement purulente; le huitième jour, la pustule s'aplatit et se recouvre à son centre d'une croûte noirâtre ; le dixième, la pustule est noire, presque entièrement croûteuse, rétractée. Les croûtes tombent vers le douzième jour; toutefois, par les passages successifs, l'évolution des pustules s'accélère, et, après quelques années, les croûtes tombent au bout de quatorze jours environ.

Il faut ajouter que l'inoculation du horsepox à la génisse ne donne pas toujours lieu à une vaccine typique, mais le se-

cond passage lui donne ses caractères définitifs d'évolution et
de virulence (1).

Ces données positives laissent supposer qu'il ne peut pas
se glisser d'erreur dans la façon de voir et de suivre les manifestations de la vaccine et de la variole. Il n'y a pourtant
rien d'absolu et nous verrons, dans la suite, que la marche de
certaines inoculations est des plus irrégulières, et combien il
est difficile d'apprécier certains résultats.

Les premiers essais que nous devons relater ici sont ceux
de Reiter ; quoique déjà loin de nous, ils valent la peine d'être
notés.

Expériences de Reiter (1839)

En 1839, Reiter avait inoculé la variole à plus de 50 vaches
mais sans aucun succès, bien qu'il eût recours à des varioles
de différentes sources et fait des inoculations en divers endroits du corps de l'animal. Les sujets inoculés et vaccinés
ensuite ne se montraient pas réfractaires à la vaccine.

Ayant obtenu une seule fois une pustule à peu près analogue à une pustule vaccinale, un peu plus grande et moins
nette dans ses contours, Reiter, en octobre 1839, vaccina un
enfant avec le contenu de cette pustule, et, le 20 octobre, celui-ci présentait en sus des deux pustules consécutives à l'inoculation, en différents endroits du corps, quinze papules res-
semblant à de la variole. Ces dernières évoluèrent très rapidement. Reiter conclut que le virus n'aurait pas subi de transformation en vaccine, qu'il était resté variole.

Cette inoculation aurait été faite en première génération.

Quelques semaines après ces expériences, Reiter constata
sur quelques vaches de cette écurie la présence du cowpox
spontané.

(1) *Traité de médecine* (Charcot-Bouchard).

Commission lyonnaise

A la suite de la discussion qui venait d'être soulevée à l'Académie de médecine à propos des idées de Jenner, sur la nature de la vaccine, la Société des sciences médicales de Lyon, sur l'initiative de M. Chauveau, son président, avait nommé une Commission chargée de procéder à une enquête expérimentale.

Le 30 mai 1865, Chauveau communiqua à l'Académie de médecine le résultat des expériences de la Commission lyonnaise.

Les auteurs du rapport relatent, dans le chapitre premier, une série d'expériences avec le cowpox, le horsepox et la vaccine humaine, expériences classiques qui ont puissamment contribué à éclairer certains points en litige.

Le deuxième chapitre est plus particulièrement consacré à la variole ; nous allons le reproduire dans ses lignes principales.

« Voici ce qu'ont produit mes inoculations varioliques : Dix-sept vaches, génisses ou taurillons, compagnons des précédents, ont été inoculés avec de la variole humaine ; les uns en 1863, les autres en 1865. Les inoculations ont été faites avec le plus grand soin, avec toutes les précautions recommandées en pareil cas. Aucun des sujets n'a pris le cowpox. Les inoculations ne sont cependant pas restées sans effet ; toutes ont déterminé la formation de très petits papules rougeâtres. Comparez ces papules avec les pustules engendrées par l'insertion du vaccin, et jugez s'il y a possibilité d'assimiler les deux éruptions l'une à l'autre. Ajoutons que ces papules ont toujours disparu rapidement par une sorte de résorption, sans laisser de croûte.

» Et maintenant, qu'est-ce que cette éruption papuleuse déterminée par la variole? A-t-elle quelque chose de spécifique? Ou ne serait-ce pas tout simplement le résultat du travail inflammatoire excité par la piqûre elle-même? MM. Bousquet et Bouley, qui regardent comme absolument négatifs, dans tous les cas, les résultats de l'inoculation variolique au bœuf, pencheraient peut-être vers la dernière interprétation. Ils se tromperaient. En effet, quinze de ces dix-sept animaux ont subi une contre-inoculation vaccinale pratiquée, pour dix d'entre eux, avec le cowpox vrai, pour les cinq autres, avec la vaccine humaine. Or, sur ces quinze animaux, un seul a pris un beau cowpox; trois ont eu des pustules vaccinales rudimentaires et éphémères; tous les autres, au nombre de onze, ont été exempts d'éruption. C'est un fait entièrement neuf, que la Commission lyonnaise ne craint pas de présenter comme ayant une importance considérable. Il prouve que les papules provoquées dans l'espèce bovine par l'inoculation de la variole constituent une éruption spécifique, et que cette éruption possède, avec le cowpox, les mêmes relations que la vaccine et la variole dans l'espèce humaine. En effet, la variole préserve le bœuf du cowpox, comme le cowpox protège l'homme contre la petite vérole. »

Tout à fait locale comme la vaccine, cette éruption ne serait-elle qu'un composé rudimentaire qui n'aurait besoin pour se développer que d'être cultivé pendant un certain temps sur les animaux de l'espèce bovine? La Commission lyonnaise a voulu s'en assurer. Dans son rapport, au paragraphe V, on trouve le compte rendu des essais de transmission du bœuf au bœuf.

La Commission lyonnaise récolte avec précaution l'éruption spécifique qu'elle obtient par l'inoculation au bœuf de la variole humaine en excisant plusieurs boutons.

Leur contenu sert à l'inoculation de trois autres animaux.

Les effets sont bien moins marqués que sur les premiers sujets. Sur un taurillon ils sont même absolument nuls.

Inoculé plus tard avec du cowpox, cet animal a présenté
une éruption vaccinale.

Donc, dit la Commission lyonnaise, la culture du virus
variolique sur l'espèce bovine, bien loin de rendre plus appa-
rents les caractères de l'éruption qu'il engendre, diminue
d'activité avec une telle rapidité qu'il ne produit déjà plus
d'effets appréciables à la seconde génération.

Au paragraphe VI, la Commission relate des expériences
faites pour s'assurer si cette lymphe n'est pas purement et
simplement celle de la variole. On l'inocule donc à un enfant
vacciné. Nous reviendrons plus loin très longuement sur cette
observation si capitale et malheureusement si décevante ; pour
le moment nous n'insistons pas.

Le rapport continue avec une série de nouveaux faits :

« Les expériences de la Commission lyonnaise sur les animaux solipèdes sont tellement semblables à celles que je viens
de faire connaître, que je me bornerai à indiquer ces nouvelles expériences, malgré l'intérêt que nous y attachons à
cause de leur complète originalité.

» Nous avons commencé par inoculer à sept chevaux et ânes
la vaccine primitive ou cowpox. Dans les sept cas, quoique
nos animaux fussent d'un âge avancé, il est survenu une belle
éruption de pustules de horsepox, remarquable par l'abondance
de leur sécrétion, l'épaisseur, l'étendue et l'aspect cristallin
des croûtes formées par cette sécrétion.

» La variole inoculée à ces animaux n'a rien produit du
tout.

» Inoculée à des animaux non vaccinés, elle a déterminé
de larges boutons coniques, qui, absolument comme les papules de la variole bovine, se sont résorbés, sans sécréter d'une
manière appréciable et sans former de croûtes.

» En vaccinant ces derniers animaux, on n'a pu leur donner le horsepox.

» On a réussi à transmettre de cheval à cheval cette variole équine, mais sans modifier ses caractères, qui se sont, au contraire, encore plus éloignés de ceux du horsepox.

» L'inoculation du virus de cette variole équine a été tentée simultanément sur trois enfants.

» Sur l'un, échec complet.

» Le second prit d'emblée, neuf jours après l'inoculation, une variole générale, dont le premier bouton parut au bras gauche de la région inoculée. Cette variole fut discrète et présenta tous les caractères des varioles faibles dites varioloïdes.

» Quant au troisième enfant, les choses se passèrent chez lui, à peu de chose près, comme sur l'enfant inoculé avec la variole bovine. Il eut une éruption primitive nettement caractérisée, puis une éruption générale, confluente sur plusieurs régions du corps.

» Le liquide de la pustule primitive de ce dernier enfant servit à en inoculer un quatrième. Toutes les piqûres prirent, et l'on eut une éruption de trois pustules vaccinales ; mais des boutons surnuméraires parurent dans la région inoculée, et il survint sur le ventre deux pustules varioliques.

» Un cinquième enfant fut inoculé avec le virus des pustules primitives du précédent. Les choses se passèrent chez lui absolument de la même manière ; éruption primitive identique à une éruption vaccinale, puis éruption secondaire extrêmement discrète, localisée aux mains et aux avant-bras.

» Malgré l'atténuation des caractères de l'éruption observée dans cette nouvelle série d'expériences, ce n'en est pas moins la variole que le cheval a communiquée à tous ces enfants, directement ou indirectement. En effet, un enfant non vacciné (le seul), placé dans la même salle que les enfants nos 2 et 3, prit une variole spontanée; de plus, la mère de l'enfant n°3 tomba malade à son tour, et l'on constata chez cette femme, vaccinée dans son enfance, une éruption de varioloïde discrète. Enfin, rapporté au cheval et à la vache, le virus recueilli sur ces enfants n'a jamais réussi à faire naître le horsepox. »

Telles sont les expériences de la Commission lyonnaise sur cette grave question des relations qui existent entre la variole et la vaccine.

Résumons les résultats et les conclusions de ces expériences :

« 1° La variole humaine s'inocule au bœuf et au cheval avec la même certitude que la vaccine.

» 2° Les effets produits par l'inoculation des deux virus diffèrent absolument.

» Chez le bœuf, la variole ne produit qu'une éruption de papules si petites qu'elles passent inaperçues, quand on n'est pas prévenu de leur existence.

» La vaccine, au contraire, engendre l'éruption vaccinale typique, avec des pustules larges et fort bien caractérisées. Elle s'inocule parfaitement aux animaux qui ont eu la fièvre aphteuse; donc la fièvre aphteuse et la vaccine sont deux choses absolument distinctes.

» Chez le cheval, c'est aussi une éruption papuleuse, sans sécrétion ni croûtes, qu'engendre la variole ; mais, quoique cette éruption soit beaucoup plus grosse que celle du bœuf, on ne saurait jamais la confondre avec le horsepox, si remarquable par l'abondance de sa sécrétion et de ses croûtes.

» 3° La vaccine inoculée isolément aux animaux des espèces bovine et chevaline les préserve en général de la variole.

» 4° La variole inoculée dans les mêmes conditions s'oppose généralement au développement ultérieur de la vaccine.

» 5° Cultivée méthodiquement sur ces animaux, c'est-à-dire

transmise de bœuf à bœuf et du cheval au cheval, la variole ne se rapproche pas de l'éruption vaccinale.

» Cette variole reste ce qu'elle est ou s'éteint tout à fait.

» 6° Transmise à l'homme, elle lui donne la variole.

» 7° Reprise de l'homme et transportée de nouveau sur le bœuf ou le cheval, elle ne donne pas davantage à cette seconde invasion le cowpox ou le horsepox.

» Donc, malgré les liens évidents qui, chez les animaux comme chez l'homme, rapprochent la variole de la vaccine, ces deux affections n'en sont pas moins indépendantes et ne peuvent pas se transformer l'une dans l'autre.

» De plus, en vaccinant d'après la méthode de Thiélé et de Céély, on pratique l'ancienne inoculation rendue peut-être constamment bénigne par la précaution qu'on prend de n'inoculer que l'accident primitif, mais ayant à coup sûr tous ses dangers au point de vue de la contagion. »

Ce travail si important résume à peu près tout ce qui a été fait pour prouver la non-identité des deux virus, celui de la vaccine et celui de la variole. Pourtant Chauveau, dans le but de répondre à quelques objections soulevées par les adversaires des conclusions de son rapport, se demanda s'il n'y aurait pas possibilité d'une influence et d'une modification réciproques des deux virus variolique et vaccinal, cultivés simultanément sur le même sujet, et transformation possible de la variole en vaccin par ce procédé.

A cet effet il institua trois séries d'expériences que j'emprunte à la thèse de Berthet, où je les trouve rapportées brièvement.

Première série. — Inoculation simultanée sur un même sujet par piqûres distinctes, du virus variolique et du virus vaccin fournis par des sujets différents.

Résultats. — Cultivé pendant deux générations sur l'espèce

bovine, à côté du virus vaccin, le virus variolique ne change
pas de nature et n'emprunte même pas à ce dernier sa bénignité constante.

Cultivé pendant deux générations sur l'espèce bovine, en
même temps que le virus variolique, le virus vaccin conserve
tous ses caractères propres et particulièrement sa bénignité.

DEUXIÈME SÉRIE. — Inoculation simultanée sur le même
sujet par piqûres distinctes du virus variolique et du virus
vaccin recueillis sur le même sujet.

Résultats. — L'évolution simultanée de la vaccine et de la
variole dans l'espèce humaine n'imprime au virus de cette
dernière maladie aucune modification dans sa nature. Ce qui
prouve avec la dernière évidence l'autonomie de la vaccine
et de la variole, puisque les virus de ces deux maladies restent entièrement indépendants l'un de l'autre, même quand
ils se développent ensemble dans le même organisme.

TROISIÈME SÉRIE. — Inoculation simultanée du virus variolique et du virus vaccin intimement mélangés et introduits
ensemble dans les mêmes piqûres.

Lorsque l'inoculation du mélange est faite sur des animaux
de l'espèce chevaline ou de l'espèce bovine, on n'obtient jamais autre chose que les effets de la lymphe pure. Voilà donc
un virus double, composé et de variole et de vaccine, se com-
portant comme un virus simple, puisque cette inoculation
donne absolument les mêmes effets que si on avait expérimenté avec un seul virus, celui de la vaccine. Que devient
donc le virus variolique? Disparaît-il par ce seul fait qu'il est
en présence de la lymphe vaccinale? S'il disparaît, est-ce parce
qu'il est tué purement et simplement? Ou y a-t-il seulement
incompatibilité.

Toutes ces suppositions sont vraisemblables.

Enfin, dernière hypothèse à envisager ; on doit se demander si le virus variolique n'évolue pas pour son propre compte, mais avec des effets objectifs, qui se trouvent masqués par le virus vaccin.

Il appartenait à Chauveau de donner, par l'expérimentation des notions précises sur la nature de l'évolution de ce virus double.

Inoculant à l'homme la lymphe élaborée par ces pustules d'origine vaccinale et variolique, le savant professeur de Lyon a pu voir que tout se passait comme si on n'avait eu affaire qu'à du vaccin pur.

Cette inoculation à l'homme n'a, en effet, produit qu'une affection locale sans phénomènes généraux et sans éruptions.

Mais nous devons remarquer que la lymphe avait été prise à un bœuf sur lequel le virus double était arrivé à six transmissions successives. Or on sait que ces transmissions, si multipliées qu'elles soient, n'atténuent en rien l'activité du virus vaccin. Mais qu'il n'en est plus de même du virus variolique qui, lui, s'altère de passage en passage, au point qu'à la quatrième génération il n'apparaît plus, qu'il est totalement détruit. L'organisme du bœuf, milieu favorable au développement du virus vaccin, exerce au contraire une action destructive, « dialytique » sur le virus varioleux, et peu à peu arrive à le supprimer, puisque, en effet, si on inocule de la sérosité extraite des pustules produites par la première inoculation de la lymphe mixte au bœuf, c'est-à-dire avant que le virus n'ait été atténué par le passage de quatre générations successives, alors le virus variolique a conservé toute son énergie, et, inoculé à l'homme, il se manifeste avec toutes les apparences de la variole.

Il apparaît donc d'une façon évidente que l'organisme du bœuf n'est pas apte à transformer en vaccine la variole qui lui a été confiée par inoculation.

Mais l'opinion émise par Jenner, à savoir que le cheval était le milieu de culture par excellence de la vaccine naturelle, faisait un devoir à Chauveau de revenir plus tard sur ce point délicat, et de s'assurer si ce qu'on n'avait pu obtenir dans l'organisme du bœuf était possible chez le cheval.

Par des expériences nombreuses, très intéressantes, notamment celles qui concernent l'éruption généralisée, et dans lesquelles il recherchait comparativement l'aptitude vaccinogène des principales espèces vaccinifères, Chauveau a pu arriver aux conclusions générales suivantes :

« A. — La vaccination classique prouve que les trois espèces vaccinifères, homme, bœuf, cheval, se prêtent aussi bien les unes que les autres à la transmission indéfinie de la vaccine. Sous ce rapport, elles montrent une aptitude vaccinogène égale. L'une d'elles, le cheval, se distingue par la fréquence relative des vraies éruptions vaccinales généralisées, qui, chez les jeunes sujets, peuvent survenir à la suite des inoculations cutanées.

» B. — Lorsque, au lieu d'insérer le virus vaccin dans le corps muqueux du derme, on le fait pénétrer par la voie du tissu conjonctif sous-cutané, le virus manifeste son action par deux sortes d'effets positifs communs aux trois espèces. Il se développe une tuméfaction locale plus ou moins marquée, et les sujets acquièrent l'immunité vaccinale absolument comme s'ils avaient subi la vaccination classique. Ce double résultat s'obtient également bien dans les trois espèces, ce qui les rapproche encore les unes des autres, par un certain côté, au point de vue de l'aptitude vaccinogène.

» C. — Ces effets communs et constants ne sont pas les seuls que produit l'injection du virus vaccin dans le tissu conjonctif. Chez les sujets de l'espèce chevaline, surtout les jeunes, il survient quelquefois de magnifiques exanthèmes pustuleux qui, par leur siège et l'ensemble des autres caractères, ne diffèrent en rien des éruptions de horsepox naturel.

» Jamais ces exanthèmes vaccinaux n'ont été observés dans les expériences faites sur les sujets de l'espèce bovine, et ces recherches, dont le nombre est considérable, ont été faites dans les conditions réputées les plus favorables au développement dit spontané du cowpox.

» On n'a pas vu davantage ces exanthèmes sur l'espèce humaine, mais le nombre de tentatives faites pour le produire est fort restreint.

» De ces résultats négatifs constatés sur l'homme et le bœuf, on n'est pas autorisé à conclure que ces deux espèces sont rebelles à la manifestation de l'exanthème vaccinal, dans les conditions précitées. Mais ils démontrent ces faits importants, que l'organisme du cheval possède, sous le rapport de l'aptitude au développement de cet exanthème, une incontestable supériorité.

» D. — Cette supériorité se révèle de la même manière dans les expériences où le vaccin est introduit directement au sein des vaisseaux lymphatiques et sanguins, ou pénètre par les voies naturelles de l'absorption.

» E. — Les résultats de cette étude expérimentale montrent au moins aussi bien, sinon mieux que l'observation clinique, que le cheval possède une aptitude spéciale au développement naturel ou spontané de la vaccine, soit sous l'influence de contagions occultes, soit par l'intervention problématique de toute autre cause équivalente, qui reste à déterminer.

» L'espèce bovine est bien loin de déterminer une pareille aptitude à l'évolution de la vaccine naturelle; on peut même dire hardiment que, sous ce rapport, le bœuf n'est pas supérieur à l'espèce humaine. Tout au moins est-il certain que l'infériorité de celle-ci sur celui-là n'est pas démontrée. »

D'après cette étude, pleinement confirmée par les faits cli-
niques, l'organisme du cheval serait donc conformément aux
vues de Jenner le vrai terrain de la vaccine naturelle.

C'est là qu'il faut aller chercher cette précieuse maladie, si
l'on veut trouver au plus haut degré d'activité, et la maladie
elle-même, et son virus si heureusement transformé en agent
prophylactique.

On peut conclure de ce mémoire considérable sur la vaccine
originelle (*Revue mensuelle de médecine et de chirurgie*,
1877), que l'organisme du cheval, pas plus que celui du
bœuf, n'opère la transformation dont nous nous occupons.
Une chose pourtant attire l'attention, c'est que les manifestations locales de la vaccine sont différentes suivant que l'injection est faite, comme dit Chauveau, ou dans le corps muqueux du derme, ou dans le tissu conjonctif sous-cutané. Cela
n'a rien de surprenant, et depuis longtemps nous savons que
les virus agissent diversement suivant une foule de conditions
et entre autres celles qui tiennent au point d'insertion des
produits inoculés. Relativement à cette dernière cause, les
études microbiologiques ont démontré combien différaient des
autres les effets d'une inoculation faite par voie sanguine, et,
en ce qui concerne notre sujet, M. Chauveau a fait voir que
si la transmission de la vaccine d'un sujet à l'autre par inoculation sous-épidermique était aussi bien assurée chez le bœuf
que chez le cheval, il n'en était plus ainsi quand l'injection
était opérée directement dans les vaisseaux lymphatiques ou
veineux.

L'inoculation, dans ce cas, non seulement confère l'immunité au cheval, mais encore provoque assez souvent l'éruption
d'exanthèmes vaccinaux, fac-simile exacts de ceux de la maladie naturelle, tandis qu'elle n'amène aucune éruption et ne
paraît pas même capable de produire l'immunité vaccinale
chez des animaux de l'espèce bovine. A cet égard, le vaccin

se comporte comme beaucoup d'autres virus, celui du charbon par exemple, qui, comme l'ont démontré Arloing, Cornevin et Thomas, provoque des accidents mortels, s'il est inoculé dans le tissu cellulaire, et qui, au contraire, si l'injection est faite dans le sang, non seulement donne lieu à des phénomènes généraux à peine marqués, mais encore fait bénéficier l'organisme de l'immunité contre toute tentative ultérieure de contagion charbonneuse.

De ces faits, comme de beaucoup d'autres, il résulte que le milieu sanguin atténue très notablement certains virus, parmi lesquels la vaccine.

Cette atténuation, obtenue sur le même individu par le procédé seul d'inoculation, devait être la source de nouvelles expériences.

A ceux qui, en effet, croyaient à la dualité du virus vaccin et du virus variolique, les unicistes objectaient : Vos conclusions ne sauraient être définitives : tant que vous n'aurez pas expérimenté sur de nouvelles bases, nous soutiendrons que la variole s'atténue en vaccine, comme il arrive pour le choléra des poules, le charbon et le rouget du porc. Et lorsque nous voyons les différences qui existent aussi bien chez l'homme que chez la vache ou le cheval entre les affections variolo-vaccinales, suivant qu'elles se développent par absorption générale ou par injection, il nous est bien permis de dire qu'avant de conclure vous avez nombre de lacunes à combler.

En faveur de notre hypothèse, qui concorde avec tout ce que nous savons des autres affections du même ordre, il y a déjà le fait expérimental suivant. La température normale de l'homme est de 37°; celle du cheval de 38°, et celle de la vache de 39°. Or la variole, très virulente chez l'homme, s'atténue visiblement déjà en devenant horsepox, mais plus encore quand elle se transforme en cowpox. Si nous raison-

nous par analogie, la raison de cette déchéance de la virulence ne nous est-elle pas fournie par l'écart thermal?

Quant à cette objection, que la variole devenue vaccine
sur sa terre d'exil reprend, sitôt qu'elle rentre dans sa patrie,
ses caractères et ses propriétés, n'est-il pas démontré par
les expériences de Pasteur que le microbe, privé de son ex-
cès d'énergie, peut faire souche de microbes domestiqués dans
lesquels l'énergie de la virulence demeure dans les limites
mêmes où elle a été réduite? De sorte qu'on peut constituer
des races spéciales n'ayant conservé que le degré de virulence
nécessaire pour pouvoir être utilisées comme vaccin.

Dans le but de jeter un peu de lumière sur un sujet depuis
si longtemps controversé, Berthet, interne des hôpitaux de
Lyon, reprit, en 1883, les expériences de Chauveau et opéra
par la voie intra-veineuse.

Expériences de Warlomont, à Bruxelles

En même temps que Berthet, M. Warlomont faisait à Bruxelles une série de recherches dont il communiquait l'exposé
à l'Académie de médecine, et était amené, lui qui avait cru à
l'unité d'origine des deux virus, à constater, après une série
de neuf expériences catégoriques et indiscutables, qu'il n'avait
pu obtenir la solution cherchée: « Ni l'injection intra-veineuse,
dit-il, ni les injections intra-cellulaires, ni l'introduction par
les voies digestives ou respiratoires de la matière variolique,
ne nous ont procuré d'éruption ayant le caractère de la pustule variolique ou de la pustule vaccinale.

» Dans trois cas seulement, à la suite d'injection intra-vas-
culaires, l'effort vers la peau a paru se manifester par de nombreuses papules disséminées sur tout le corps; mais ces papules sont demeurées sans caractère bien déterminé, et n'ont

fourni qu'une courte évolution dépourvue de toute significa-
tion. »

Les animaux ainsi traités avaient-ils au moins acquis l'immunité? Par analogie, on peut le supposer; mais Warlomont
n'a pas obtenu do résultat par l'expérimentation et il laisse
la question à l'état d'hypothèse.

Pourtant de ces recherches il peut conclure que l'organisme
du cheval est, pour la culture du vaccin, un détestable terrain.

Expériences de Berthet, à Lyon

Comme nous l'avons dit, M. Berthet étudiait ce sujet à peu
près à la même époque que Warlomont. Dans une thèse remarquable, l'élève de Chauveau a publié quatorze expériences
pratiquées avec l'esprit méthodique et lumineux que le savant
professeur lyonnais a su développer chez tous ceux qui se sont
occupés avec lui des hautes questions de médecine expérimentale. « Le liquide variolique a toujours été pris, dit Berthet, sur des enfants du service de M. Colrat, ou bien sur des
adultes du service spécial de M. Vinay, à l'hospice de la
Croix-Rousse.

» Autant que possible, nous avons choisi les pustules jeunes
dont le contenu était limpide,

» La matière virulente était recueillie dans des pipettes
flambées avec toutes les précautions antiseptiques d'usage, et
les tubes fermés à la lampe. Pour pratiquer l'injection intra-
veineuse, nous nous sommes servi d'une seringue de Pravaz
ordinaire munie d'une canule très fixe et très longue : seringue, canule et trocart ont été soigneusement lavés et flambés
avant chaque opération. De plus, les mêmes instruments n'ont
jamais servi à d'autre usage qu'à nos expériences.

» Les injections ont toujours été faites à la veine jugulaire du cheval, après incision préalable de la peau, sur une petite étendue, le trocart profondément enfoncé dans la veine ne recevant la canule qu'après l'issue de quelques gouttes de sang. »

En jetant un coup d'œil d'ensemble sur les expériences de Berthet, on se trouve en présence de résultats assez variés. Dans une première catégorie de faits, on n'a pas d'éruption. Dans une deuxième, la variolisation n'a pas provoqué d'éruption mais elle a fait échouer la vaccination. Une troisième catégorie comprenant sept expériences montre la variolisation suivie d'éruption mais sans qu'il soit possible de vacciner les animaux.

Quant à l'interprétation de ces faits, voici la manière de voir de Berthet lui-même :

« Relativement aux faits de la première catégorie, la variolisation n'a pas donné des résultats peut-être parce que les chevaux jouissaient d'une certaine immunité variolique. Le fait de la réussite du vaccin n'est pas absolument la preuve de l'hypothèse inverse. En effet, dans le premier mémoire de M. Chauveau, nous lisons que, sur dix animaux qui ont été vaccinés, au moyen du cowpox vrai, après avoir été antérieurement variolisés, six n'ont présenté aucune éruption vaccinale, trois ont eu des pustules rudimentaires et éphémères, un seul a été atteint d'un cowpox régulier et bien caractérisé. Il est donc possible que nos trois chevaux, réfractaires à la variole, ne l'aient pas été à la vaccine en vertu d'une immunité dont nous sommes impuissant à déterminer les conditions.

» Hâtons-nous toutefois d'ajouter que nous préférons cette autre interprétation : ces animaux n'auraient pas été variolisés du tout parce que l'injection était trop faible et le liquide de mauvaise qualité.

» En effet, c'était au début de notre expérimentation, et nous n'injections à cette époque qu'une toute petite demi-seringue de liquide variolique.

» Celui-ci était purulent, condition défavorable à l'activité virulente ; de plus, il n'a été employé que quelques jours après sa récolte. »

Dans les faits de la deuxième catégorie, Berthet trouve que l'interprétation est toute simple : « Si l'éruption n'a pas été reconnue, c'est probablement parce que nous l'avons recherchée aux lieux d'élection ; mais comme dans les autres cas l'injection de variole a donné la variole et rien de plus. »

Les faits de la troisième catégorie sont les plus nombreux et les plus intéressants :

En ce qui concerne la nature de cette éruption, Berthet avoue qu'elle n'avait rien de « vaccinale », de l'avis de Chauveau lui-même.

De plus, l'inoculation de liquide de ces vésicules sur une vache, en même temps inoculée avec du cowpox, n'a pas produit d'éruption vaccinale alors que le vrai vaccin réussit très bien sur elle. Cette éruption n'étant pas vaccinale doit être variolique. Et les chevaux se sont comportés ensuite vis-à-vis de la vaccine comme s'ils avaient été variolisés ; le vaccin n'a jamais pris sur eux, alors que sur d'autres animaux témoins il provoquait de belles éruptions.

Rien dans ces expériences n'a ressemblé au « horsepox. » Ce qui permet à l'auteur de conclure que l'inoculation de la variole, même par la méthode intraveineuse, donne comme par tous les autres points d'injection, entre autres la voie sous-épidermique, la variole et pas autre chose. Il n'y a donc pas de transformation ; les deux virus, bien différents, ont l'un et l'autre une nature propre.

Ces dernières années, de nouvelles conceptions doctrinales sont venues donner un regain d'actualité à cette question

que beaucoup, surtout en France, considéraient comme résolue.

En effet, pour préserver d'une maladie infectieuse il n'y a
pas que l'inoculation d'un virus atténué.

On a donc vu de nouveau à l'ordre du jour l'étude de la variole vaccine, et Chauveau, pour répondre aux nombreux faits
des unicistes qui surgissaient de toutes parts, a repris récemment une nouvelle série d'expériences dont nous trouvons
l'exposé dans un brillant rapport à l'Académie de médecine, en
décembre 1891.

Il a agi surtout pour répondre aux conclusions d'Eternod
et Haccius qui venaient d'expérimenter à Genève et dont les
résultats séduisants avaient frappé l'attention des savants.

« Amené, dit Chauveau à une séance de la Société vaudoise
de médecine, à discuter le travail de MM. Eternod et Haccius
au point de vue de la méthode expérimentale et de la critique, il m'avait paru utile de montrer comment les lacunes que
ce travail présente de ces deux côtés nuisent aux conclusions
que les auteurs ont tirées de leurs expériences. Haccius et
Eternod m'envoyèrent leur communication en même temps
qu'un échantillon de lymphe. »

C'est avec cette lymphe qu'il a procédé à une nouvelle série
d'inoculations sur des sujets de l'espèce bovine.

Systématiquement, il écarta l'espèce humaine ; cela pour
deux raisons : la première est tirée de la difficulté, disons
plus, de l'impossibilité qu'il y a à distinguer l'éruption primitive de la variole de celle de la vaccine. La ressemblance
entre les boutons de variole et les boutons de vaccine qui se
développent sur des points inoculés est si grande que les
praticiens les plus habiles seraient le plus souvent embar-
rassés pour dire si telle éruption locale provient d'une variolisation ou d'une vaccination. Si donc une inoculation de
lymphe variolique chez un enfant ne provoquait pas d'éruption

secondaire ni de phénomènes généraux graves, ou ne s'accompagnait que d'une simple éruption secondaire à peine visible ou fugitive (l'histoire de l'inoculation variolique, au temps où elle était en faveur, prouve que tout cela est possible), comment, sans être prévenu, pourrait-on affirmer la nature variolique plutôt que vaccinale de l'éruption locale engendrée par l'inoculation? L'épreuve sur l'espèce humaine n'est donc pas un critérium suffisant pour se rendre compte de la transformation de la variole en vaccine. Ce critérium ne peut avoir de valeur que dans le cas où l'épreuve donnerait des résultats précisément contraires à ceux que l'on désire obtenir, c'est-à-dire provoquerait, comme cela arrive dans les expériences dont nous allons parler, des éruptions généralisées démontrant que la variole ne s'est pas du tout transformée en vaccine.

La seconde raison pour laquelle on doit écarter l'espèce humaine est la crainte de ces varioles graves, survenant après l'inoculation de la lymphe variolique ayant passé par l'organisme du bœuf ou du cheval. Dans les expériences de la Commission lyonnaise, on observe plusieurs cas de ces varioles graves; il y a même un cas de mort. Et pourtant, Chauveau a suivi scrupuleusement les indications données par Céély. Aussi a-t-il pu déclarer à la tribune de l'Académie, en réponse à M. Depaul qui l'engageait à poursuivre ses expériences, que jamais plus il ne les recommencerait. Chauveau est resté fidèle à cette déclaration.

Il s'est donc servi de l'espèce bovine pour l'essai de la lymphe de MM. Haccius et Éternod, dans le but d'en déterminer la nature. Voici dans quelles conditions expérimentales Chauveau nous dit s'être placé:

« Dans les anciennes expériences, ces animaux s'étaient montrés d'infaillibles réactifs propres à faire distinguer la vaccine de la variole. Donc, en restant dans les mêmes con-

ditions expérimentales, il devait en être de même. Cette identité de conditions, c'est là en effet ce qu'il fallait chercher
avant tout.

» Elle s'imposait en deux points principaux : l'âge des
animaux d'expérience et le procédé d'inoculation, ce dernier plus important que le premier. C'est sur de jeunes vaches laitières et dans des régions où la peau est naturellement fine (région vulvo-anale) qu'autrefois j'ai inoculé les
lymphes vaccinale et variolique pour bien comparer les résultats de l'évolution locale des deux virus. Rien ne fait supposer que les veaux de lait se comportent, comme moyen d'é-
preuve, autrement que les adultes, en dehors des faits an-
noncés. L'assertion des expérimentateurs de Genève, ayant
obtenu sur les veaux des pustules vaccinales, suffisait à exclure les très jeunes sujets, et de plus, avec l'emploi de la
vache, je n'ai pas été gêné par la préoccupation d'obtenir des
résultats difficiles à définir.

» Le procédé d'inoculation importe beaucoup au succès de
l'épreuve, ou mieux à l'appréciation des résultats. Actuellement, dans les instituts de vaccine, on procède en faisant de
très longues scarifications sur lesquelles est étendue la pulpe
contenant le virus vaccinal. Il en résulte que le travail éruptif
consécutif à la germination de ce virus ne présente pas exactement les caractères de la pustulation vaccinale type, telle
qu'elle se montre dans les cas de cowpox spontané ou à la
suite des inoculations classiques par simple piqûre sous-épidermique ou en très courtes incisions superficielles. Donc,
l'inoculation par piqûre sous-épidermique chez les animaux
adultes, tel est le procédé employé pour étudier comparativement les effets de la lymphe vaccinale et ceux de la lymphe
variolique. »

Avant d'entrer dans le détail de ses expériences, l'illustre
professeur avoue que, depuis qu'il est à ses recherches, si va-

riées que soient les conditions d'exécution, toujours et dans
tous les cas il voit la lymphe vaccinale produire sa pustule
plate, caractéristique, avec son ombilic entouré d'une bande
nacrée et sa belle aréole rouge, puis la croûte qui laisse,
après sa chute, une large cicatrice blanche plus ou moins du-
rable. Comme aussi, d'autre part, la lymphe variolique a toujours fait naître, sans exception, la papule simple, hémisphérique ou conique, plus ou moins large, plus ou moins en relief,
plus ou moins rouge, dont le centre est toujours la partie la
plus saillante et ne présente jamais comme concrétion qu'un
petit grain brunâtre, répondant à la piqûre d'inoculation, papule enfin évoluant avec plus de rapidité que la pustule vaccinale et disparaissant par résorption sous forme de croûte.
« Il est impossible, dit Chauveau, de confondre deux lésions
aussi différentes. »

Dans tous ces cas, l'unanimité des résultats différentiels est
obtenue, unanimité remarquable et bien faite pour provoquer
l'étonnement, étant données les conditions dans lesquelles
quelques-unes des expériences ont été faites.

Exposé des expériences faites à Alfort par Chauveau, avec le concours de Trasbot.

Deux vaches sont consacrées à l'étude des propriétés de la
lymphe genevoise, et une troisième à l'inoculation comparative
de la lymphe vaccinale vraie. C'est sur un cheval qui présentait une superbe éruption de horsepox, où les pustules abon-
dèrent sur toute la surface du corps, que fut prise la lymphe
vaccinale pour être inoculée à la vache destinée à servir de
terme de comparaison.

Les trois animaux d'expérience furent tenus par un vacher
en dehors de tout contact infectant du dedans et du dehors.

Pourtant M. Chauveau trouva que le pansage était mal exécuté
et qu'il ne donnait pas une garantie suffisante contre les chances de contamination accidentelle.

Vache n° 1. — Les inoculations sont faites le 21 juillet, à
droite et à gauche de la vulve (Trasbot).

5° jour (25 juillet). De très grosses papules, un peu déprimées au centre, se montrent au point d'inoculation. L'une
d'elles, en haut et à droite, plus large que les autres, présente
déjà les caractères d'une fort belle pustule vaccinale, avec son
ombilic et le liseré circulaire blanc jaunâtre, bordant celui-ci.

7° jour (27 juillet). Toutes les pustules sont en plein accroissement et ont pris leurs caractères typiques, c'est-à-dire
qu'elles sont toutes ombiliquées et pourvues d'un liseré blanc
jaunâtre autour de l'ombilic.

9° jour (29 juillet). Les pustules se sont encore agrandies;
la plupart atteignent le diamètre d'une pièce de 50 centimes.
La période de dessiccation commence.

11° jour (31 juillet). On dirait que le diamètre des pustules
a encore augmenté; sur toutes, la croûte centrale se montre
déjà avec des dimensions considérablement accrues.

14 jour (2 août). Très belles croûtes ne paraissant pas encore sur le point de tomber.

M. Chauveau ne continue plus d'observer l'animal; mais,
dit-il, il n'était pas nécessaire de le voir davantage pour se
convaincre que l'éruption dont il va être question maintenant,
éruption consécutive à l'inoculation de la lymphe de Genève,
n'avait pas les caractères de la magnifique éruption vaccinale
qui vient d'être décrite.

Culture sur la vache du virus variolique envoyé de Genève.

PREMIÈRE EXPÉRIENCE. — Vache n° 2. — On fait le 21 juillet, avec une large lancette, 4 inoculations à gauche de la vulve et 4 à droite, avec de la matière prise dans un tube, puis 4 autres inoculations, de ce dernier côté, avec la matière d'un autre tube. Les piqûres sont très larges, de façon à introduire sous l'épiderme le plus de lymphe possible.

5ᵉ jour (25 juillet). L'éruption est fort belle. Chacune des douze piqûres a donné naissance à une grosse papule rouge. Ces papules, malgré leurs dimensions, se rapprochant des papulo-pustules de la vache I, diffèrent notablement de ces dernières. Au lieu d'être plates et déprimées au centre, elles forment une saillie hémisphérique dont les bords sont assez mal délimités. Aucune dépression n'existe dans la partie centrale, où se voit la petite croûte qui marque la place de la piqûre.

7ᵉ jour (27 juillet). Toutes ces papules encore plus saillantes sont devenues plus petites. Elles ont toujours la même forme hémisphérique, sans tendance aucune à l'ombilication. La petite croûte centrale qui s'est développée dans le point piqué s'est réduite par la dessiccation en un petit grain insignifiant.

Ces caractères font un contraste frappant avec ceux de l'éruption de la vache I. Chez cette dernière, les magnifiques pustules qui forment cette éruption se montrent en voie d'accroissement, prennent de mieux en mieux leurs caractères typiques, c'est-à-dire l'ombilication et la bande circulaire plus ou moins nacrée, indurée du travail de sécrétion qui se passe profondément au centre de la lésion. Au contraire, les papules de la vache II s'éloignent de plus en plus de ces carac-

tères ; elles sont déjà l'objet d'un travail de résorption inters-
titielle et tendent à disparaître, avant que rien dans leur aspect
extérieur n'ait rappelé la physionomie typique.

9ᵉ jour (20 juillet). Résorption si avancée que les papules sont affaissées à peu près complètement. Là où elles ont
existé, le doigt sent encore une petite saillie, et l'œil voit
peut-être une très légère rougeur. Elles sont donc arrivées
près du terme de leur évolution, sans avoir passé par les pha-
ses des vraies pustules vaccinales, aboutissant à la formation
d'une large croûte centrale.

La différence entre la vache I et la vache II est en ce moment très saisissante. Sur celle-ci on ne pourrait même plus
distinguer à distance des traces de l'inoculation ; sur celle-là,
l'éruption est à son summum, et l'on remarque de très loin de
larges croûtes qui sont en train de se former à la surface de
la pustule.

11ᵉ jour (31 juillet). On sent encore une toute petite nodosité
sur la place primitivement occupée par quelques-unes des
papules, mais plus de trace de rougeur. Partout ailleurs, cet
emplacement est indiqué par une toute petite tache blanche,
trace du point d'inoculation.

« Ainsi, écrit Chauveau, les résultats que m'ont donnés sur
cette vache nᵒ II les inoculations de la lymphe genevoise
sont exactement ceux que j'ai obtenus jadis, en inoculant aux
animaux de l'espèce bovine la variole humaine de provenance
directe. »

Le 31 juillet, inoculation sur cette vache III de bonne lymphe vaccinale provenant de deux sources différentes : une de
la lymphe Chambon-Ménard ; l'autre avait été prise sur un
sujet spécial. Avec la première on fait trois piqûres à droite,
avec la deuxième trois piqûres à gauche.

Le 4ᵉ jour (3 août), toutes les piqûres sont devenues le

siège de papules plates déprimées au centre; les jours sui-
vants, ces papules deviennent des pustules vaccinales typiques.

Donc la vache III était bien en état de réceptivité à l'égard
de cette l'infection. Et, si ce sujet s'est montré impropre à
l'entretien de la lymphe genevoise, c'est que le virus contenu
dans cette lymphe s'était affaibli dans ses propriétés prolifi-
ques, en passant une première fois par l'organisme d'une
vache adulte, exactement comme le virus variolique étudié
dans les expériences de la Commission lyonnaise.

D'où Chauveau conclut que la lymphe recueillie sur les
veaux ayant servi aux expériences de MM. Éternod et Haccius
est purement et simplement de la lymphe variolique.

Ils n'ont donc pas réussi à transformer la variole en vaccine; il résulte seulement de ces expériences que l'organisme
des jeunes, dans l'espèce bovine, se prête mieux que celui
des adultes à la culture du virus variolique, tout au moins
quand on sème ce virus sur de longues scarifications. Il pro-
lifère avec plus d'activité en produisant des effets locaux plus
accentués, plus rapprochés, par leurs caractères objectifs, des
éruptions qu'engendre le virus vaccinal inoculé de la même
manière. Mais le virus variolique se transforme si peu dans
son nouveau terrain de culture, que le transport de ce virus,
sur les bovidés adultes, lui communique rapidement l'activité
de plus en plus amoindrie qui a été signalée dans les expériences de la Commission lyonnaise.

DEUXIÈME EXPÉRIENCE pour éprouver la lymphe genevoise.

Culture sur la vache du virus variolique propagé dans l'organisme du veau par Éternod et Haccius.

Vache IV (21 juillet). Inoculation.

Cinq jours après (25 juillet). Papules rouges, étalées.

7ᵉ jour (27 juillet). Décroissance des papules, réduites par un travail de résorption.

9ᵉ jour. Sur 8 papules, 7 sont effacées, presque résorbées, pourvues encore de leur petit grain crustacé central.

Mais la huitième (la première en haut), qui paraissait avoir rétrocédé autant que les autres, présente ce jour-là un renouveau. Au centre, un petit cercle blanc jaunâtre, indice d'une vraie sécrétion séro-purulente sous-épidermique (à noter qu'antérieurement, dès le 5ᵉ jour, la petite croûte centrale de cette papule se présentait avec une singulière saillie formant comme une épine). J'avais arraché, nous dit Chauveau, cette sorte de dard pour me rendre compte de sa nature. C'était une simple concrétion séro-sanguine.

11ᵉ jour. Toutes les papules sont effacées, sauf la première à gauche, qui s'est accrue et est devenue une fort belle pustule vaccinale typique. Elle se distingue par sa fraîcheur, qui contraste avec l'aspect crustacé des pustules de la vache I inoculée en même temps que cette vache IV.

14ᵉ jour (3 août). La pustule vaccinale, en voie de dessiccation, est couverte d'une large croûte.

Apparition sur l'emplacement de la troisième papule primitive, d'une seconde pustule vaccinale débutant, qui, suivie par M. Trasbot, avorte presque immédiatement.

En ce qui concerne les résultats fondamentaux, il n'est pas douteux que cette expérience n'ait été la reproduction pure et simple de la première vache (vache n° 2). L'inoculation de la lymphe objet de l'expérience a produit des effets identiques dans leur ensemble à ceux de la vache n° 2 et entraînant la même conclusion, à savoir que le virus contenu dans cette lymphe était sûrement du virus variolique n'ayant pas subi de transformation. Aucune contestation n'est possible. Ce virus existait-il seul dans la lymphe? S'il y avait eu quelques particules vaccinales, on comprendrait que, inoculées en même temps que les particules varioliques, elles auraient germé sur le terrain de la première papule gauche.

M. Chauveau suppose qu'en recueillant la lymphe à lui envoyée, elle eût peut-être été exposée à quelques chances de contamination, surtout dans un établissement (Haccius) où l'on cultive habituellement la lymphe vaccinale. Il ne veut pas s'arrêter, dit-il, à l'hypothèse d'une transformation partielle du virus variolique en virus vaccinal pendant la culture de celui-ci sur le veau.

Ce germe, si l'on croit M. Chauveau, a été certainement fourni par la vache I et inoculé à une date sensiblement postérieure à celle de la première inoculation.

En effet, la pustule apparaît le neuvième jour de l'opération de la lymphe genevoise, époque où l'éruption variolique déterminée par cette insertion était en voie de rétrogradation avancée.

C'est un indice sûr de la non-existence du germe vaccinal dans la lymphe variolique employée, parce que, s'il avait été présent dans cette lymphe, il aurait manifesté sa présence sans aucun délai, en proliférant de suite et en se manifestant immédiatement.

L'apparition tardive de la pustule vaccinale laisserait croire que le germe ayant donné naissance à cette pustule n'était pas présent dans la lymphe genevoise.

Celle-ci était bien de la lymphe variolique pure. Et, pour expliquer ce qu'il appelle une inoculation spécifique accidentelle, postérieure à la première, le savant professeur de Lyon invoque le manque de soins du vacher.

CONCLUSIONS. — Le virus variolique dans l'organisme des animaux de l'espèce bovine reste virus variolique.

Il ne se transforme point en virus vaccinal et ne manifeste

aucune tendance à subir cette transformation. Aux yeux de Chauveau, la question est bel et bien vidée et les conclusions que nous venons de citer résument à peu près les idées qui à l'heure actuelle doivent dominer la science en cette matière.

Pour être complet, nous devons citer les démonstrations de Ballinger, que beaucoup considèrent même en Allemagne et en Angleterre comme probante. Pissin entre autres, après la connaissance de ces faits, croyait qu'il était possible de nier absolument l'identité de la vaccine et de la variole.

Mais à côté de lui beaucoup d'autres ont trouvé prudent de réserver leur jugement définitif sur cette question: ainsi par exemple M. Niemeyer, qui a laissé la question indécise. De même MM. Kusmaul et Strumpell ont pensé de leur côté qu'un examen ultérieur était nécessaire.

CHAPITRE III

———

EXPÉRIENCES TENDANT A DÉMONTRER L'IDENTITÉ DE LA VACCINE ET DE LA VARIOLE

———

Expériences de Céély, de Thiélé et de Voigt

Avant d'entrer dans le détail des expériences récentes, nous devons jeter un coup d'œil sur les travaux de Céély, de Thiélé et de Voigt, dont le premier déjà, en 1830, considérait comme identique la nature de la variole et de la vaccine. Dans son ouvrage intitulé: « Observations sur la variolo-vaccine », Céély rapporte plusieurs séries de faits qui, à première vue, pourraient donner quelque satisfaction à l'esprit des unicistes.

Nous les citerons ici avec quelques-uns des points principaux de la savante et profonde critique que Chauveau en a fait plus tard.

Les premières inoculations sont faites par Céély sur six animaux de l'espèce bovine. Trois de ces bœufs sont d'abord enveloppés dans des couvertures ayant servi à des varioleux ; quinze jours après, on leur inocule du virus varioleux. Pas de résultat. Plus tard, on essaie sur ces trois animaux la vaccine, mais vainement.

Chez les trois autres sujets de cette première série d'expériences, on opère de la même façon et dans les mêmes conditions. Chez deux d'entre eux l'inoculation ne donne aucun résultat, mais chez le troisième on peut observer une pustule vaccinale.

Dans une deuxième série d'expériences, Céély a obtenu quatre pustules vaccinales après huit piqûres faites avec du virus variolique. Toutes quatre groupées les unes à côté des autres présentaient l'aspect caractéristique de la pustule vaccinale classique; néanmoins, inoculées à Taylor, aide de Céély, elles provoquèrent, non pas la vaccine, mais une variole légère.

« Dans la première de ces inoculations, dit Chauveau, rien ne fait penser, pendant les huit premiers jours, que les choses se passeront autrement que sur le précédent animal (celui où le résultat aurait été négatif d'après Céély); les piqûres d'inoculation se tuméfient, deviennent papuleuses, présentant ainsi l'éruption caractéristique produite chez le bœuf par l'inoculation de la variole; aussi le neuvième jour, Céély, ne voyant là aucune altération matérielle digne d'attention, passe outre et vaccine l'animal. Mais le lendemain de cette vaccination, en examinant le sujet, il constate qu'un des points variolés antérieurement a pris la forme et l'apparence d'une pustule vaccinale. Et en effet, d'après la description minutieuse qu'il en donne, il n'y a pas à hésiter: C'est bien un très beau bouton de vaccin. » D'où peut-il venir? Le vrai mécanisme de cette inoculation vaccinale accidentelle doit être cherché dans le cas probable d'une contamination de la lancette ayant servi à pratiquer les profondes incisions dans lesquelles on a introduit le virus variolique. Une lancette mal essayée, telle serait en définitive l'origine du fait principal qui a servi d'arguments aux partisans de la transformation de la variole en vaccine à travers l'organisme du bœuf.

Un détail qui donne du poids à cette interprétation, c'est que la place occupée par le point vaccinogène indique très clairement que cette piqûre a dû être pratiquée la première. Et ainsi la lancette de Céély ayant probablement servi à des vaccinations antérieures, une petite quantité de vaccin serait restée sur la lame de l'instrument.

Dès la première ponction, la lancette s'est débarrassée du vaccin qui la souillait ; les autres piqûres ont pu échapper de la sorte aux chances d'infection vaccinale accidentelle.

Dans la deuxième expérience de Céély, quatre piqûres sur huit produisent des pustules vaccinales: réunies en groupe compact, elles se sont toutes développées sur les piqûres inférieures, pratiquées les premières. Il est donc légitime de les considérer comme ayant une origine commune avec la pustule unique de la première expérience.

Mais Céély ne resta pas longtemps l'unique partisan de l'identité. Quelques années plus tard, en Russie, Thiélé obtenait cette même transformation de la variole en vaccine, et, en 1864, Bouvier présentait un compte rendu sommaire de ces expériences à l'Académie de médecine.

« Au printemps de 1836, une épidémie de variole sévissait à Kasan ; beaucoup de vaccinés furent atteints. M. Thiélé, craignant un affaiblissement du vaccin et voulant se procurer un moyen de conservation plus puissant, fit inoculer le virus varioleux par le docteur Fomin. Plusieurs enfants furent vaccinés avec le produit de cette inoculation. Ce nouveau virus fut transmis au docteur Thiélé et passé à d'autres enfants en sa présence. En 1839, ce virus en était à sa soixante-quinzième génération et avait servi à vacciner plus de trois mille individus. M. Thiélé avait fait en même temps pratiquer cette culture sur des vaches dans plusieurs localités où le produit obtenu fut employé à des vaccinations.

En 1839, il fit répéter sous ses yeux, avec le même succès, cette expérience de la variolisation de la vache. L'éruption produite chez l'homme ne différait pas de la vaccine ordinaire; elle était seulement plus intense et accompagnée de plus de troubles de l'économie, dans les premières inoculations. Suivant l'auteur, le plus ou moins de gravité de la variole n'influe pas essentiellement sur le vaccin produit, car, dans un cas où l'on prit du virus d'une variole confluente, le liquide produit par la vache ne donna lieu qu'à une vaccine parfaitement naturelle.

M. Thiélé recommande, pour réussir dans ces tentatives :

1° De choisir de préférence les vaches récemment velées, de quatre à dix ans, et qui ont des trayons blancs, afin de mieux voir les pustules ;

2° De ne pas opérer l'hiver, de tenir l'animal dans une étable chaude, à la température d'environ 15° Réaumur, de l'entretenir comme d'habitude et de le traire régulièrement ;

3° D'inoculer à la partie postérieure du pis, afin que la vache ne puisse pas lécher la plaie, de faire les piqûres un peu plus profondes que chez l'homme en ayant soin de raser les poils avant et de poser un bandage après ;

4° D'employer un liquide varioleux limpide, puisé dans les pustules transparentes, perlées, et de ne pas inoculer un virus conservé depuis plus de dix à vingt jours.

Mais si l'auteur nous communique des résultats, il ne fournit aucun document précis sur l'opération elle-même. Aussi nous semble-t-il difficile de présenter des observations d'après de pareils faits.

Si les expériences de Thiélé sont insuffisamment documentées, celles du Dr L. Voigt sont à l'abri de ce reproche et méritent d'arrêter plus longuement l'attention de la critique.

Dans son mémoire Vaccine et Variole, paru à Hambourg en 1882, il fait remarquer que, si la Commission lyonnaise arrive à certains résultats, d'autres expérimentateurs arrivent à des résultats diamétralement opposés et que les uns et les autres sont également dignes de foi.

En ce qui le concerne, il a obtenu dans trois cas les mêmes résultats que la Commission lyonnaise. Après l'inoculation de la variole humaine à des veaux, il a observé exactement les mêmes phénomènes que signale Chauveau : léger dérangement intestinal, un peu de fièvre, nodules aux points d'inoculation, nodules disparaissant au bout de douze à dix-sept jours.

Mais, loin de considérer ce processus comme celui de la véritable variole, ainsi que Chauveau, Voigt en fait une forme avortée de la variolo-vaccine.

Voigt distingue en effet trois sortes de maladies pustuleuses dans l'espèce bovine :

1° Une épizootie qui donne la variole à l'homme ;

2° La variole inoculée à l'animal et qui s'éteint après deux ou trois générations ;

3° La variole vaccine qui peut se reproduire indéfiniment et qui devient la vaccine.

Ces résultats posés, il ajoute :

C'est avec raison, en effet, que Chauveau croit que la variole inoculée à l'espèce bovine reproduit la variole sur l'homme,

Mais n'est-ce pas parce que la variole n'est pas encore suffisamment modifiée, et n'est-il pas possible de l'atténuer à tel degré qu'on puisse en obtenir la transformation en vaccine ?

Les tentatives de Voigt remontent au mois d'avril 1881.

L'inoculation de la variole et de la vaccine sur un même animal, mais en des points différents et très éloignés les uns des autres, donne simultanément deux sortes de pustules. Le produit des pustules varioliques, transporté sur d'autres animaux, a fourni encore des pustules dont la lymphe s'est atténuée peu à peu par générations successives jusqu'à donner la variolo-vaccine dont la forme était celle figurée par Céély, sur laquelle nous avons assez longuement insisté.

Le 28 avril 1881, on inocule à une génisse :

1° Sur le côté gauche de l'hypogastre de la lymphe variolique prise sur un homme ;

2° En un point très éloigné du vaccin normal frais.

La vaccine détermina une belle éruption qui plus tard fut inoculée à des enfants et présenta tous les caractères d'une bonne vaccination.

Aux 3° et 4° jours, les piqûres de variole avaient avorté, sauf une seule qui fournit une pustule de 4 millimètres, ronde, grisâtre, plate et non ombiliquée.

Au 6° jour, elle avait atteint 6 millimètres, mais ne présentait pas d'aréole bien marquée.

A ce moment, cette lymphe d'origine variolique fut inoculée à un veau âgé de trois mois au moyen de 12 piqûres pratiquées sur le scrotum.

Le veau a peu de fièvre, une diarrhée légère. Dès le sixième jour, les pustules très belles sont remplies d'un liquide clair. Vers le vingtième jour, les pustules desséchées commencent à tomber. Voigt essaya cette lymphe et, après vingt opérations successives, elle ne pouvait être distinguée de la véritable lymphe vaccinale. Cependant dès le deuxième génération l'auteur l'avait essayée sur l'homme.

Lymphe à la 2° génération. — L'enfant inoculé présente au 7° jour trois belles pustules vaccinales fournissant pendant cinq jours un liquide clair, et à partir du 12° jour elles commencent à se dessécher. Mais, dès le 6° jour, l'enfant avait beaucoup de fièvre et de l'eczéma aigu au genou gauche. Le 9° jour, des tumeurs ganglionnaires apparaissent sous l'aisselle du bras inoculé. Du 12° au 16° jour, çà et là, six petits nodules qui disparaissent au bout d'une semaine. En résumé, l'enfant a présenté des phénomènes qui se rapprochent davantage de la variole que de la vaccine.

Lymphe de la 3ᵉ génération. — Inoculée à 4 enfants, elle ne produit rien sur le premier, et chez les trois autres elle évolue sans déterminer beaucoup de fièvre ni apparition d'exanthème généralisé. Néanmoins, il se présenta chez tous trois de scomplications graves: l'un prit un érésypèle, l'autre une angine, le troisième enfin une pneumonie, mais aucun ne mourut.

Lymphe de la 8ᵉ génération. — Peu ou pas de complications.

Pour Voigt, la variole humaine inoculée à l'espèce bovine se présente donc sous deux formes. L'une dite abortive avec un exanthème à nodules tombant du 14ᵉ au 17ᵉ jour. L'autre avec des pustules contenant une lymphe qui se transmet indéfiniment.

C'est cette dernière forme qui s'atténue et devient vaccine après quelques générations.

Il fait suivre ses conclusions de quelques remarques:

1° Puisque le cowpox est surtout fréquent pendant les saisons froides, il est utile de placer les animaux inoculés dans un lieu frais et les inoculations doivent être pratiquées sur des points découverts,

2° Le meilleur procédé pour faire réussir les pustules est celui qui consiste à pratiquer de petites incisions à la peau, des scarifications;

3° Il faut choisir la lymphe au moment où l'efflorescence se produit.

Le cowpox dérivé de la variole ne doit être employé sur l'homme qu'après la cinquième génération.

Toutes les objections que Chauveau a formulées contre les

résultats de Céély trouvent encore ici leur place et leur à-propos. Les expériences de Voigt restent en effet sans conclusions.

Une génisse portant sur elle-même, si éloignés que soient les points d'inoculations, à la fois du virus vaccin et du virus variolique, n'est pas suffisamment à l'abri d'une inoculation accidentelle pour que le mélange de ces deux virus ne puisse se faire. De plus, ne peut-on pas envisager l'influence de deux micro-organismes évoluant sur le même terrain et ne serait-il pas possible qu'il se produisit une imprégnation de l'intérieur à l'extérieur? Comme dit Berthet, cette hypothèse est d'autant plus probable que la pénétration de la lymphe des premières générations, alors que la variole n'est pas encore éteinte chez le bœuf par les cultures successives, a provoqué des accidents reconnus par l'auteur et qui peuvent être attribués à la variole. Au contraire, après la quatrième génération, quand la variole est définitivement éteinte, comme il résulte des expériences de la Commission lyonnaise, on n'obtient plus que les effets de la vaccine pure et nous voyons que les conclusions de Voigt ne diffèrent plus, en ce cas, de celles de Chauveau.

De la transformation de la variole en vaccine.
Communication de Fischer.

Dans le but de contrôler les essais devenus célèbres de Céély, de Thiélé et de Voigt, de nombreuses expériences furent entreprises. Les premières en date sont celles de Fischer, qui estime avec la majorité des auteurs allemands, entre autres Pfeiffer, Wanderlich et Hébra, que le vaccin n'est autre qu'une simple modification du virus variolique.

Il fallait savoir, dit Fischer, si la variole humaine peut s'inoculer avec sûreté à des animaux et se transformer par ce moyen en vaccine bénigne localisée, ou si au contraire, selon l'avis de Chauveau, loin de subir cette transformation, elle reste identique à elle-même, ne reproduisant que la variole quand elle est reportée de l'animal à l'homme.

Il est parti de cette idée que les insuccès multiples des essais antérieurs pouvaient provenir de ce que le virus n'avait pas été pris au moment voulu, c'est-à-dire à l'époque de sa plus grande virulence, d'où une action incomplète avec des pustules abortives (papules de Chauveau). Aussi, avant que les croûtes ne soient formées, dès que les premières pustules se montrent chez les varioleux, Fischer, en râclant fortement à l'aide d'une lamelle neuve, en recueille le contenu qu'il conserve entre deux plaques de verre stérilisées. « Je continuai ainsi, déclare-t-il, plusieurs jours de suite jusqu'au moment où les pustules commencèrent à devenir purulentes. Je mélangeai ces virus de différents âges et j'inoculai ce mélange à mes animaux. »

C'était le premier caractère de ce procédé. Le second consistait en ce que Fischer n'employait pas seulement la partie liquide des pustules, mais la substance tout entière de la pustule râclée à fond, pour l'inoculer à la génisse ou pour la propager.

En troisième lieu, il tâchait de se procurer sur la génisse des surfaces de contact aussi vastes que possible, en pratiquant des incisions cruciales et des scarifications plus grandes que de coutume, puis il faisait pénétrer avec le plus de force possible le mélange virulent additionné d'un peu de glycérine, dans ce terrain ainsi préparé pour l'ensemencement.

L'auteur déclare qu'ayant écarté la méthode des piqûres généralement pratiquées en France, ses prévisions se réalisèrent, et que son premier essai, entrepris au printemps de 1881, réussit d'emblée; le second, pratiqué quatre ans plus tard, eut un succès aussi prompt.

« Chez les animaux objet de mes expériences, lisons-nous dans les communications de l'auteur allemand, il se produisit, sur la plupart des surfaces inoculées, de vraies pustules et surtout des vésicules ombiliquées (pas de nœuds, nodules ou papules), qui avaient tout à fait l'aspect et le caractère de vraies vésicules jennériennes (prouvé par images en aquarelles). Et que ces pustules typiques fussent de la vraie vaccine et non de la variole, leur propagation ultérieure sur l'homme et les animaux l'a aussitôt démontré. »

La variole vaccine obtenue sur le premier animal soumis à l'expérience, en 1886, a été inoculé avec succès à un grand nombre de génisses et propagée d'animal à animal. Toutes sans exception présentèrent de vraies pustules vaccinales toujours également belles et susceptibles d'être inoculées, mais jamais de nodules comme Chauveau les obtint dans ses investigations, ce qui pour lui constitue un fait caractéristique prouvant que la variole reste sur la génisse et ne se transforme jamais en vaccine.

« Que si M. Chauveau prétend que cette variole qu'il appelle bovine a coutume de s'éteindre après un petit nombre de générations, la souche que j'ai cultivée s'est comportée tout autrement. Elle existe encore aujourd'hui dans notre institut et est toujours susceptible de propagation. J'ai donc obtenu le contraire de ce qui est arrivé à Chauveau, la variole s'étant, dans mes expériences, réellement transformée en vaccin, comme il résulte d'ailleurs de la manière dont cette première souche de variole vaccin s'est comportée en la reportant sur l'homme. M. Chauveau n'avait, dans ses inoculations, produit que des formes abortives qui étaient naturellement trop faibles pour une propagation ultérieure, ou, en d'autres termes, qui n'étaient pas aptes à remplir cette fonction. Ce n'est qu'après une culture effectuée par passage à travers un grand nombre de génisses à la douzième génération (d'après le procédé de Voigt), que j'ai osé inoculer pour la première fois ma lymphe à quelques enfants; ici encore j'obtins du vrai vaccin local, sous la forme connue de vésicules ombiliquées entourées, il est vrai, d'une aréole un peu plus accentuée que les pustules ordinaires, mais sans fièvre ardente et sans éruption généralisée.

Cette lymphe a continuellement donné les mêmes résultats. Appliquée depuis à des centaines et à des milliers d'individus, sans aucun accident, elle a toujours agi comme vaccin bénin, mais d'une action sûre et énergique.

« Mon second essai entrepris en 1890 m'a amené exactement au même résultat que celui que je viens de décrire.

» Devenu plus hardi par l'expérience, j'ai, dès la troisième génération, inoculé la variole vaccine obtenue de la même façon, sur le bras d'un enfant, mon propre petit-fils, et elle y a produit de très belles pustules vaccinales avec développement typique et desquamation au vingt-troisième jour, laissant des cicatrices caractéristiques. Depuis, j'ai aussi employé cette seconde souche (qui était par conséquent à la quatrième génération) pour la vaccination générale du grand-duché de Bade, et elle est restée jusqu'à ce jour telle qu'au début, après avoir passée par environ vingt animaux avec tout le succès désirable. Jamais, depuis son emploi, il ne s'est manifesté ni phénomènes désagréables ou dangereux pour l'organisme général, ni éruption, ni exanthème, ni autre phénomène semblable.

» Ces faits établissent qu'en me servant d'une méthode particulière j'ai réussi à transformer, par rapport direct à la génisse, la variole humaine en vaccine, ce qui démontre définitivement l'identité des deux virus. »

Après cet exposé, Fischer essaie de répondre par avance à « toutes les objections que Chauveau ne manquera pas d'opposer à cette manière de voir, objections que l'illustre Lyonnais a toujours toutes prêtes pour ébranler la solidité des travaux les plus louables, émanant des unicistes. »

Qu'on ne vienne donc pas parler à Fischer de l'infection accidentelle; il est certain d'avoir pris toutes les précautions pour l'éviter.

Le premier essai a eu lieu, non à l'Institut vaccinal, mais dans les baraques des varioleux. De plus, tous les instruments, la table d'opération elle-même, étaient neufs et stérilisés.

Le deuxième essai a été fait avec un animal, seul dans une étable désinfectée de l'Institut dans lequel, à cette époque, il n'y avait pas de trace de cowpox.

Ainsi, les deux souches de variolo-vaccine cultivées par Fischer en 1886 et en 1890 lui paraissent de la vraie vaccine (cowpox) obtenue par transformation. Cela ne peut pas être à ses yeux de la variole déguisée, et il en a démontré l'évidence par la manière dont ces virus se sont comportés dès l'origine et jusqu'à la fin chez l'homme et chez l'animal.

« 1° Sur l'animal, mes inoculations de variole ont donné presque toutes les fois des vésicules bien formées et ombiliquées, c'est-à-dire des pustules typiques (et non des nodules, papules de Chauveau), telles qu'on ne les rencontre que dans la vaccine ;

» 2° Depuis lors, la souche ne s'est pas éteinte sur la génisse, mais la propagation a été également typique et localisée ;

» 3° Sur l'homme, ma lymphe de variolo-vaccine, après avoir été cultivée par le passage à travers au moins trois générations de génisses, a donné lieu également à une vaccine bénigne localisée, avec pustules caractéristiques ombiliquées ;

» 4° Elle a été inoculée depuis avec succès à plusieurs milliers de personnes et n'a jamais provoqué d'éruptions générales ni de phénomènes rappelant son origine variolique. »

Donc, ces expériences semblent démontrer d'une manière péremptoire que la variole humaine, par son inoculation à l'espèce bovine, se transforme en vaccin et que les deux virus sont par conséquent identiques.

Fischer a, depuis 1890, fait de nouvelles inoculations avec de la lymphe que Th. W. Hime, de Bradfort, lui avait envoyée, et ces nouveaux résultats n'ont fait que le confirmer dans son opinion première.

C'est qu'en effet, en Angleterre, les partisans de l'identité dont nous nous occupons viennent de trouver dans les expériences de Th. W. Hime des arguments des plus solides en faveur de leur thèse. Les partisans de l'identité ont toujours été très nombreux parmi les Anglais. Que la variole et la vaccine fussent issues de la même source, cela no faisait aucun doute au puissant esprit de Jenner, si bien placé pour étudier les relations intimes et serrées de ces deux états infectieux.

N'est-il pas raisonnable de penser, trouvons-nous dans les relations de Jenner, que la source de la variole est un élément d'espèce particulière engendré par une maladie équine, élément aux effets légers et bénins sur son terrain d'évolution normale *grease* et *cowpox*. Mais l'introduction de ce même élément dans le corps de l'homme a pu donner naissance à des variations dans la qualité du virus, variations accidentelles d'abord, devenues plus tard fixes et permanentes. Ainsi on est arrivé à la transformation, de la maladie légère et non infectieuse de l'animal, à la variole infectieuse et virulente de l'homme. Et, d'après l'opinion de Jenner, une personne vaccinée était une personne « varioleuse » qui, au lieu d'être attaquée par la forme humaine et intense de la maladie, avait contracté cette même maladie, mais sous sa forme naturelle, bénigne et primitive. Jenner soutint ses idées d'une façon tout à fait théorique et il n'essaya jamais de démontrer leur exactitude par des faits.

Expériences de Th.-W. Hime (Bradfort, Angleterre)

Ces faits (1), Th.-W. Hime les produit dans un mémoire en tête duquel il déclare que la question est aujourd'hui résolue, et que le vaccin est réellement la variole, transformée par son passage chez les animaux.

Si cette question est restée si longtemps obscure, c'est que Céély, Voigt et les autres avaient le tort d'expérimenter simultanément avec la vaccine et le virus varioleux. De cette inoculation simultanée, il résultait une confusion suffisante pour fausser l'interprétation des résultats.

Il s'agissait donc de résoudre ce problème : Ces deux virus, vaccine et variole sont-ils les mêmes, ou à peu près les mêmes ou distincts? En l'espèce, pense Hime, pour faire la lumière, il fallait réagir contre l'opposition systématique de l'école de pathologie expérimentale française, dont les idées en cette matière ont dominé pendant plus de trente ans dans le monde scientifique. « Mais, quoique Chauveau mette aujourd'hui la même habileté dialectique qu'au premier jour à défendre sa manière de voir, je n'hésite pas, dit Th. Hime, à affirmer maintenant, avec des faits indiscutables, que le président de la Commission lyonnaise est dans l'erreur. Certainement, depuis longtemps, je soutenais la théorie de l'identité et, à la date du 15 mars 1892, j'exprimais cette opinion dans un traité sur les inoculations antirabiques de Pasteur. Mais, si séduisantes que soient ces idées, elles ne peuvent être à l'abri de toute critique que si elles reposent sur une expérimentation sérieuse et méthodique. Les secrets de la nature ne sont pas arrachés par des théories. Comme Bacon l'a bien établi, *non fingendum nec excogi-*

---

(1) Pour laisser à cette communication toute son originalité, je la traduis absolument mot à mot.

tandum quid natura faciat, sed inveniendum. La seule
voie qui pût mener à la vérité, je l'ai prise moi-même *nul-
lius addictus jurare in verba magistri*, et j'ai eu soin de me
faire assister par des observateurs capables et indépendants.

» Le 11 mai 1892, pendant une épidémie de variole qui sévissait dans le district de Brighouse, je me suis procuré un
peu de virus variolique frais. Sur un malade, M. T..., âgé de
trente-sept ans, atteint de variole avec éruption abondante
et semi-confluente (ce malade est mort huit jours après), j'ai
recueilli dans des tubes capillaires stérilisés une lymphe parfaitement claire et transparente ».

17 mai. Avec cette lymphe, le 17 mai, en présence de l'of-
ficier de santé de Brighouse, W. Hime a inoculé un veau bien
portant, âgé de dix semaines. On se servit de la table à
vaccination ordinaire. L'animal a été rasé sur le flanc gauche
et sur la partie la plus déclive de l'abdomen ; ces parties,
mises à nu, furent soigneusement lavées et désinfectées avant
l'inoculation. Avec un bistouri stérilisé on fit, avec beaucoup
de soin : 1° sur le flanc, quatorze incisions de 2 centimètres
de longueur. Aucune trace de sang ne se manifesta sur
onze de celles-ci, et sur les trois autres seulement quelques
gouttelettes perlèrent, mais elles furent essuyées aussitôt
avec du papier buvard stérilisé. Puis on injecta la lymphe en
pressant les tubes dans ces incisions dont les lèvres étaient
écartées. En plus de ces dernières, Thomas Hime appliqua
du virus sur trois parties écorchées par le râclage sur une
largeur d'une pièce de 4 pence ; 2° sur la partie la plus déclive de l'abdomen on a fait sept incisions semblables et des
inoculations de la même manière. L'épiderme fut râclé sur
un point large comme un shilling, et en ce point on intro-
duisit le virus. Pour permettre à l'absorption de se faire en

de bonnes conditions, on a laissé le veau au repos pendant une demi-heure sur la table d'opération ; remis dans sa loge, il était attaché de façon à ce qu'il ne puisse se lécher les plaies encore humides. Trois bonnes rations de lait suffisaient à son alimentation.

18 mai. Après vingt-quatre heures, on aurait pu croire, à première vue, que la réaction locale allait se faire ; mais les événements prouvèrent que cette apparence était due à l'irritation produite par l'opération et non par le succès de l'inoculation. Le veau était en parfaite santé, alerte et mangeait bien.

20 mai. Les inoculations paraissaient avoir avorté ; elles étaient plates, pâles et mortes : deux petites taches seulement, l'une à l'extrémité de l'incision faite sur le flanc, l'autre sur l'incision de l'abdomen, étaient légèrement saillantes, comme si elles voulaient prendre. Mais, à sa grande surprise, Hime sentit quatre petits points indurés, distants d'un demi-pouce et bien nettement distincts des points d'inoculation au bord intérieur de la partie thoracique rasée ; le quatrième point était un peu plus éloigné des autres (1 pouce 1/2).

21 mai. — Le veau avait perdu son appétit, il était dans un état d'abattement complet et sa température s'était élevée de 1° (103° Farenheit), les quatre points indurés, gros comme un grain de blé, étaient beaucoup plus tangibles que la veille, ils faisaient sous la peau de petites saillies visibles.

Les petites taches signalées le 20, l'une à l'extrémité de 'incision du flanc, l'autre sur l'abdomen, étaient plus grandes ; mais tous les autres points d'inoculation avaient totalement avorté.

On trouve encore ce jour-là en plus deux autres petites papules fraîches, l'une près de l'extrémité postérieure de la partie rasée du flanc, l'autre sur l'abdomen au point déclive, toutes les deux éloignées et distinctes des points d'inoculation.

5

22 mai. — Le veau est encore plus mal (Temp. 104°,4 Far. le matin, à midi 103°4 Far., soir 103°), beaucoup de diarrhée et une diarrhée particulièrement fétide. Les quatre points faisant saillie la veille ont à peu près disparu. Les taches de la veille sont devenues de petites papules légèrement ombiliquées.

24 mai. — A MM. W. Hime et Carter s'adjoint le docteur Kerr.

Les deux pustules déjà signalées se présentent avec les apparences les plus nettes ; elles sont arrondies, indurées, élevées, ombiliquées avec la dépression centrale dont le milieu est couvert d'une croûte brune ; autour de la dépression existe un liseré nacré et une belle aréole rose dont le diamètre était d'un cinquième de pouce. Leur dimension est d'un quart à un tiers de pouce. Au-dessus et à droite on voit les traces des inoculations avortées représentant une ligne grossière.

25 mai. — Le veau est mieux, la température baisse, l'appétit revient. Le docteur Bell, illustre vaccinateur, et le docteur Demby examinèrent le veau sur la table et tous les deux furent frappés de l'apparence caractéristique de cette éruption. En présence de Bell on recueillit un peu de cette lymphe dans un tube capillaire stérilisé et on la conserva dans la glycérine pure.

Les croûtes étaient minces, membraneuses, se détachant difficilement de la pustule. La lymphe était rare, mais parfaitement claire et limpide.

En présence de Demby, W. Hime s'inocula l'avant-bras.

Depuis longtemps déjà, dit Hime, j'étais revacciné et par ce fait réfractaire. Aussi cette inoculation ne produisit qu'une simple irritation locale avec une croûte jaunâtre qui se détacha le onzième jour, laissant à nu une surface vernissée et marquetée, plus foncée, même aujourd'hui, que la peau environnante.

Pas de symptômes généraux. Ce n'était donc pas une re-vaccination.

Le même jour, 25 mai, en présence de Demby, on inocula un autre veau (veau n° 2), avec du virus pris sur le veau n° 1.

Il était évident que le veau n° 1 était constitutionnellement infecté par la variole qui avait produit des pustules. Toutes ces dernières à l'exception de deux étaient situées à une certaine distance des points d'inoculation de l'élément varioleux, et les deux développées sur la trace des insertions obtenues par grattage avaient exactement la même apparence, la même forme que celles signalées en dehors des inoculations.

Le 28 mai, j'inoculai sur le bras du docteur W. D. un peu de la lymphe recueillie sur le veau n° 1. Le docteur W. D., avait été vacciné dans son enfance et en portait des traces très manifestes sur le bras ; il n'avait jamais été revacciné. Cette inoculation développe tous les symptômes d'une vacci-nation primitive, de l'irritation locale avec engorgement des ganglions de l'aisselle, un peu de malaise, et il se forme deux pustules sur les points mêmes de l'inoculation. Sans aucune contestation on avait bien affaire à des pustules de la vraie vaccine avec ombilication, aréole rouge et liseré nacré.

Le 28 mai, toujours en présence de Demby, on a vacciné le veau n° 1 avec du vaccin normal (vaccin de veau frais au qua-trième jour), en faisant 13 inoculations d'un pouce et demi de longueur.

Mais examiné attentivement ce veau ne manifeste rien du tout. Donc « *le veau avait été rendu réfractaire au vaccin par la variolisation.* »

Sur le veau n° 2 (inoculé directement du veau n° 1, 25 mai), toutes les 20 inoculations prirent et toutes se développèrent avec l'apparence normale de la vaccine ordinaire.

Le quatrième jour (20×1), les pustules étaient belles, sail-

lantes avec une croûte jaunâtre, une zone perlée, l'élévation
de la température était d'un quart Farenheit. Les pustules
étaient remplies d'une lymphe claire, limpide et abondante.
L'auteur en a recueilli une certaine quantité dans la glycérine
et en a envoyé à beaucoup de personnes, notamment au Sani-
tats-Rath. Fischer of, Carlsruhe, le principal service de vaccination du duché de Bade. Il n'y a pas de doute à avoir. C'est
bien la variolisation du veau n° 1 qui a donné ce vrai vaccin.
Un troisième veau (veau n° 3), vacciné le 17 juillet 1892, avec
le virus du veau n° 2, eut la vaccine normale type, toutes les
inoculations ayant réussi. Le 31 mai, je vaccinai un garçon
de quatre mois à deux endroits, sur le bras droit, avec un peu
de vaccine claire et incolore prise sur le veau n° 2 dans un tube
capillaire stérilisé. Les deux inoculations donnèrent naissance
à des pustules jenneriennes type évoluant d'après leur marche
normale.

Le Dr Forster, vaccinateur distingué ayant une expérience
de vingt-cinq ans, a vu cette pustule vaccinale et déclare n'en
avoir pas vu d'aussi belle. En outre, il n'y eut chez cet enfant
aucun symptôme fâcheux, pas de fièvre, pas de malaise. Cet
enfant fut vacciné quelques jours plus tard par Forster avec
du vaccin normal commun, mais les 2 inoculations avortèrent
totalement, d'où une preuve de plus que *l'enfant avait été
rendu réfractaire à la vaccination par l'inoculation du veau
n° 2, comme le veau n° 1 avait été rendu réfractaire à la vaccination par la variolisation.*

Nous allons reproduire ici un tableau synoptique tiré du
travail d'Haccius (Genève, 1892) et dans lequel apparaissent
de la façon la plus évidente les résultats obtenus par le
Docteur Hime (de Bradfort) avec les inoculations de variole
vaccine :

Femme atteinte de petite vérole.

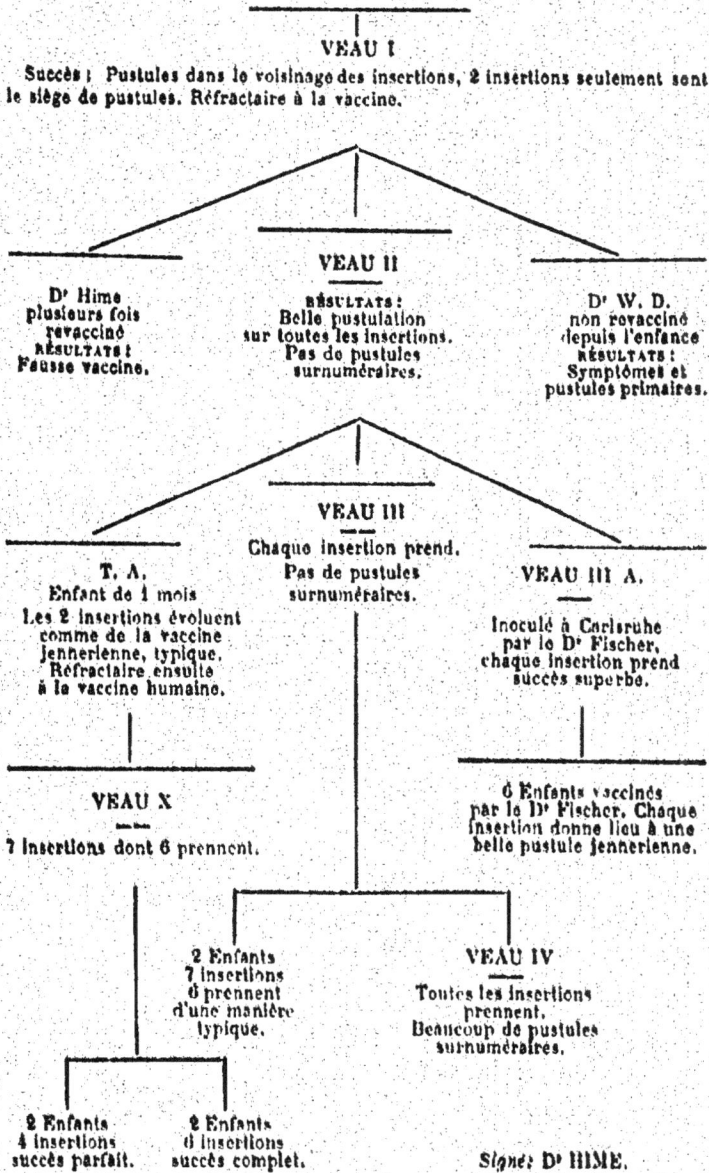

VEAU I

Succès : Pustules dans le voisinage des insertions, 2 insertions seulement sont le siège de pustules. Réfractaire à la vaccine.

VEAU II

RÉSULTATS :
Belle pustulation
sur toutes les insertions.
Pas de pustules
surnuméraires.

D' Hime
plusieurs fois
revacciné
RÉSULTATS :
Fausse vaccine.

D' W. D.
non revacciné
depuis l'enfance
RÉSULTATS :
Symptômes et
pustules primaires.

VEAU III

Chaque insertion prend.
Pas de pustules
surnuméraires.

T. A.
Enfant de 1 mois
Les 2 insertions évoluent
comme de la vaccine
jennerienne, typique.
Réfractaire ensuite
à la vaccine humaine.

VEAU III A.

Inoculé à Carlsruhe
par le D' Fischer,
chaque insertion prend
succès superbe.

VEAU X

7 insertions dont 6 prennent.

6 Enfants vaccinés
par le D' Fischer. Chaque
insertion donne lieu à une
belle pustule jennerienne.

2 Enfants
7 insertions
6 prennent
d'une manière
typique.

VEAU IV

Toutes les insertions
prennent.
Beaucoup de pustules
surnuméraires.

2 Enfants
4 insertions
succès parfait.

2 Enfants
6 insertions
succès complet.

Signé : D' HIME.

Avec cette même lymphe, Fischer, dont nous avons déjà cité les travaux si instructifs, inocula un veau ; le 18 juin, il obtenait une superbe éruption de vésicules dont on se servit pour traiter six enfants. Tous présentèrent une pustulation vaccinale typique sans symptômes généraux graves et en particulier sans éruption généralisée, ni fièvre secondaire.

Toutes ces constatations ne faisaient que confirmer Fischer dans son opinion première.

« Depuis cette époque, de nouvelles preuves sont venues, écrit W. Hime, s'ajouter aux premières pour démontrer la nature vaccinique de mon virus. Cela m'a permis de relever une erreur commise par Bouley, qui a prétendu que la variole artificielle du bœuf transmise à l'enfant, puis rapportée de l'enfant au bœuf, ne déterminait pas chez l'animal une éruption de cowpox. Avec de la lymphe puisée sur l'enfant T. A. (la source provenant du veau II), il fut fait sur un veau (X) sept insertions seulement, en raison du peu de virus dont je pouvais disposer. Des sept insertions, six prirent d'une manière normale et me donnèrent un liquide que j'inoculai à quatre enfants avec un succès complet. »

On doit réussir, si on a eu soin de bien choisir son jour pour recueillir le virus ; de plus, il faut tenir compte de la nature de l'animal inoculé. Les veaux paraissent être beaucoup plus susceptibles que les vaches, et les insuccès de Chauveau sont dus pour une large part à ce fait que la Commission lyonnaise a presque tout le temps ou tout le temps expérimenté sur des génisses. Il est une chose incontestable, c'est qu'il y a des maladies propres à l'enfance, à l'adolescence, maladies inconnues chez l'adulte. Et Hime voudrait que Chauveau expérimentât exclusivement sur les veaux et non pas le voir repousser à priori tout ce qui est contraire à sa manière de voir. « Fas est et ab hoste doceri. »

Somme toute, conclut T.-W. Hime, la différence si énorme

en apparence entre mes résultats et ceux de la Commission lyonnaise tient à ce que j'ai expérimenté avec de jeunes veaux et non avec des vaches.

Et, à mon avis, cela suffit pour expliquer le grand nombre d'insuccès de Badcook et de tant d'autres.

Chauveau n'a pas répondu directement et n'a pas critiqué ces expériences. Il nous semble tout d'abord que l'argument si sérieux qu'il a présenté à MM. Eternod et Haccius se retrouve ici tout entier. Sur cette table d'opération, table où l'on vaccinait généralement, qui nous dit qu'il ne restait pas quelques traces de vaccin suffisantes pour une légère contamination? La façon d'attacher l'animal en observation laisse aussi à désirer. Et le vacher a-t-il toujours été assez prudent, assez propre? Je n'insiste pas, mais il me semble qu'il peut très bien y avoir eu une auto-inoculation capable d'expliquer l'apparition de ces quatre pustules vaccinales et l'avortement des autres.

En Angleterre, tout le monde n'est pas uniciste, quoiqu'on en dise, et voici une lettre adressée à la direction du *The Lancet*, montrant que dans ce pays comme en France on n'est pas encore bien fixé sur cette question de l'identité :

« *Aux éditeurs du* The Lancet.

» J'ai lu avec beaucoup d'intérêt le compte rendu du docteur Hime sur la prétendue transformation de variole en vaccine et je souhaite que ses expériences puissent vider la question de l'identité de ces deux maladies. Il a fait ce qui a été déjà accompli par d'autres sans démontrer rien de précis, je suis encore sceptique sur un pareil changement, mais je ne demande qu'à être convaincu. Si le docteur Hime veut donner des preuves pour établir cette unité de virus, il faut qu'il s'adresse au *sheeppox* qui, dans sa physionomie clinique et anatomo-pathologique, ressemble à la variole humaine si étroitement. La question de l'identité ne sera résolue que tant que le cowpox sera converti en variole, ce qui n'a pas été fait et je doute que cela ne soit jamais fait.

G. FLEMING.

Lond. Jul. 20, 1892.

En même temps que Fischer à Karlsruhe, et W. Hime à à Bradfort, M. Haccius, directeur de l'Institut vaccinal de Lancy (Genève), avec la collaboration d'Eternod, professeur d'histologie normale à l'Université de Genève, poursuivaient la solution de ce problème.

Eux aussi veulent que le cowpox soit du virus variolique modifié ou atténué, suivant l'expression du jour, par son passage dans les espèces animales; leurs expériences leur semblent infirmer les résultats obtenus par les nombreux partisans de la dualité de la vaccine et de la variole.

Voici, d'après le propre rapport d'Eternod, comment ils ont procédé: « Estimant que le mode opératoire appliqué par la Commission lyonnaise (Chauveau), par Layet, de Bordeaux, Berthet et bien d'autres, est en général insuffisant, M. Haccius et moi nous avons repris cette question au point de vue expérimental, nous attachant à assurer d'une manière plus précise la transmissibilité. A cet effet, nous avons recouru à la vaccination en surface ou par scarification (*Impfflæche* des Allemands) et surtout à une méthode que nous proposons d'appeler vaccination par dénudation. Notre procédé consiste à user, au moyen de papier de verre, la peau de l'animal, sur une étendue de plusieurs centimètres carrés après avoir lavé et rasé, cela va sans dire, la place en expérience. Il se produit un peu d'hémorragie, suivi d'un léger suintement de sérum lymphatique, que nous essuyons proprement. Ensuite, nous frictionnons la surface dénudée au moyen d'une spatule *ad hoc* chargée de virus. Le terrain ainsi préparé est, on le comprend sans peine, très propre à absorber. En procédant de cette manière, nous avons toujours réussi à coup sûr, tandis que nous n'obtenions que des insuccès par l'autre méthode (piqûre, incision). Nous trouvons dans nos expériences qu'à la première génération, il se produit une éruption locale, accompagnée de pustules spontanées, toujours en petit nombre, le tout d'aspect peu typique, un peu fruste, et c'est cela qui, à notre sens, a induit en erreur mes honorables adversaires. Si on persiste malgré ce commencement peu engageant, on a la satisfaction de voir bientôt le tableau changer; déjà, au bout de la seconde à de la troisième génération, la pustulation tend à devenir typique en prenant de plus en plus les caractères et la marche de l'éruption vaccinale. Ajoutons encore que, dès la troisième génération, un spécialiste aurait assurément de la peine à distinguer nos pustules d'avec celles que l'on obtient dans les instituts vaccinaux par l'inoculation à la première génération du cowpox spontané.

« Inutile de dire qu'à chaque animal la contre-épreuve a été faite soigneusement avec du vaccin animal; tous nos animaux inoculés de variole ont été invariablement réfractaires au vaccin, sauf dans le cas spécial dont il sera parlé plus bas, dans lequel les deux inoculations ont été faites simultanément.

» Dans une de nos séries, il nous a été possible de transmettre, de veau à veau, le virus variolique jusqu'à la quatorzième génération. Une série actuellement en expérience provenant d'un enfant non vacciné et atteint de variole confluente en est à sa quatrième génération, les pustules sont superbes. Du virus récolté sur le veau et mélangé à de la glycérine, comme cela se pratique journellement pour le vaccin, a donné des résultats parfaits au bout de trois mois; donc, comme pour le vaccin ordinaire, la conservation ne laisse rien à désirer.

Des inoculations tentées sur le mouton ont donné aussi un

résultat ; nous n'insistons pas, car nous n'avons pas poursuivi suffisamment les expériences dans cette direction. Une seule inoculation directe par incision et piqûre du virus variolique sur le cheval a échoué ; assurément qu'en changeant le mode opératoire on réussirait également dans ce cas.

Le virus variolique, que nous avons utilisé était de différentes origines ; une des souches provenait de variole noire, une autre venait de variole confluente ; nous avons opéré avec de la variole simple, toujours avec succès.

Et voici maintenant les conclusions formulées par ces deux expérimentateurs :

1° La variole est inoculable à coup sûr à l'espèce bovine, quand le mode opératoire est bon et que la récolte du virus est faite en temps opportun.

2° L'inoculation de la variole au veau constitue une source précieuse de souches nouvelles pour le vaccin animal. Ceci peut avoir une grande portée pratique, non seulement pour les instituts vaccinaux d'Europe, mais aussi dans les pays chauds, où la variole est facilement endémique et où les générations de vaccin tendent à s'abâtardir rapidement.

3° La variole, inoculée au veau, se transforme en vaccine au bout de quelques générations par son passage dans cet animal.

Il n'y a donc pas dualité.

4° Ces conclusions pratiques confirmeraient les idées émises par Depaul, en 1863, à l'Académie de médecine de Paris.

A l'appui de sa thèse, Haccius cite les observations de quelques médecins :

« M. le D' Hafner (de Frauenfeld), rédacteur du *Correspondenzblatt für Schweizerärzte*, auquel j'avais envoyé deux tubes de la septième génération, m'écrivait qu'un enfant, vacciné par lui avec ce virus, eut des pustules irréprochables et absolument semblables à celles qu'il obtient d'ordinaire avec le vaccin de Lancy; il ajoute qu'il n'aurait aucune crainte d'employer un variolo-vaccin pareil dans la pratique courante.

» Le D' Thomas, médecin assistant à la Polyclinique de Genève, auquel j'avais également remis à la même époque plusieurs tubes, m'écrivait de son côté ce qui suit: « J'ai vacciné deux enfants avec le variolo-vaccin que vous avez eu la bonté de me remettre. L'opération a parfaitement réussi dans les délais ordinaires: belle pustule sans aucune réaction. Je suis très heureux de ce succès; j'ai montré hier un des enfants à la Société médicale et mes confrères ont été étonnés du résultat. »

Voici enfin ce que disent les docteurs Pfeiffer (de Weimar) et Fischer (de Carlsruhe), qui avaient également reçu pour l'expérimenter de notre variolo vaccin à la septième génération.

Dans un mémoire adressé au ministère grand-ducal de Saxe-Weimar, le D' Pfeiffer s'exprime ainsi: « Les veaux IV, V, VIII, IX et XI ont été vaccinés avec du vaccin reçu des instituts de Carlsruhe (Fischer) et de Lancy-Genève (Haccius). Les résultats obtenus à Weimar, avec ces virus de source différente, et provenant tous deux du transfert récent de variole humaine sur des veaux, furent excellents sur les cinq veaux inoculés. Il en fut de même pour les vaccinations faites chez l'homme avec la première génération de la lymphe récoltée sur ces veaux. La marche des pustules fut absolument normale. »

De son côté, le D' Fischer (de Carlsruhe) m'écrivait: « L'essai fait ici sur l'homme et l'animal avec la variolo-vaccine que vous m'avez envoyée a donné des pustules de forme et d'évolution absolument semblables à celles que j'observe avec ma variolo-vaccine.

» Les pustules étaient très belles, avec dépression centrale bien marquée et aréole inflammatoire normale. Grâce à leur forme typique, on ne saurait les différencier des pustules issues du vaccin animal.

» Je tenais à citer ces observations parce qu'elles démontrent que, si M. Chauveau a obtenu avec notre variolo-vaccin des résultats négatifs, d'autres expérimentateurs ont été plus heureux avec la même souche, sinon avec la même génération. »

Aussi Chauveau a analysé avec beaucoup de soin le travail d'Éternod et Haccius dans les moindres détails ; il a même repris ces expériences, comme la chose est relatée au chapitre III.

A première vue, il semble que beaucoup d'erreurs aient pu se glisser dans la manière de faire de l'illustre professeur de l'institut vaccinal de Lancy, sans parler même des animaux sur lesquels les deux inoculations ont été faites simultanément, procédé que Hime a totalement repoussé et condamné.

De plus, la variolisation faite dans un institut vaccinal, malgré toutes les précautions possibles, est toujours sujette à des accidents inhérents au lieu d'opération lui-même.

M. Pourquier, le savant vétérinaire de Montpellier, dont la compétence est grande en cette matière, nous disait dernièrement : « Jamais le problème de l'identité ne sera résolu dans un milieu vaccinal. Pour procéder scientifiquement, il faut des animaux placés loin de tout foyer de contamination, éviter surtout les étables où tous les animaux sont vaccinés ou à vacciner, où à toute heure, avec le personnel et les visiteurs, circule la lymphe de cowpox. De là la difficulté de ces expériences. En ce qui me concerne, ajoutait M. Pourquier, jamais je ne laisserai faire des tentatives sur ce sujet dans l'institut vaccinal de Montpellier ; là, ces études manqueraient forcément de la précision scientifique qu'on est en

droit d'exiger, elles seraient fatalement caduques. Aussi les
recherches que j'ai faites ici à Montpellier, — et j'ai pourtant
suivi la plus rigoureuse technique, — ne m'ont pas encore convaincu et je vous communique ces faits sous bénéfice d'in-
ventaire. »

Expériences de M. Pourquier, Montpellier

Au cours d'une épidémie de petite vérole qui sévissait à
Sommières (Gard), M. Pourquier, avec le gracieux concours
du docteur Bourguet, récolta du virus varioleux sur un malade dont la pustule n'était pas encore arrivée à suppuration.
La peau de ce malade préalablement lavée à l'eau bouillie,
on faisait sourdre de la pustule, par le râclage, un peu de liquide qu'on additionnait d'une goutte de glycérine. On put
obtenir de la sorte deux centimètres cubes de virus variolique avec lesquels, le soir même, 30 octobre 1892, une belle
génisse (A), superbe bête vaccinifère, âgée de soixante-dix
jours, fut inoculée de différentes façons.

Rasée avec soin sur une large surface du flanc et de l'abdomen, on a pratiqué :

1º Quarante piqûres sous-épidermiques placées sur deux
lignes parallèles ;

2º Au-dessous, vingt scarifications simples longues de
4 centimètres et distantes l'une de l'autre de 2 centimètres ;

3º Encore au-dessous de ces scarifications simples, on a fait
deux lignes de scarifications triples ;

4º Plus bas, sept carrés (3 centimètres de côté) de scarifications quadrillées ;

5º Enfin, tout à fait au-dessous, c'est-à-dire à la partie la
plus déclive de l'abdomen, on a dénudé, à l'aide de papier de
verre, des surfaces de peau larges de 3 centimètres sur 5 de
hauteur.

Le champ opératoire est mis à l'abri de tout contact extérieur par des pansements appropriés recouverts d'une couverture renouvelée tous les jours.

La température initiale était de 38°4.

En même temps que cette génisse (A), une seconde (B) fut inoculée de la même façon avec le vaccin ordinaire de l'institut Pourquier, à Montpellier.

2° jour (31 octobre). On constate sur les deux génisses une légère élévation des points vaccinés (38°7).

3° jour (1er novembre). Le champ vaccinal des deux génisses est lavé à l'eau froide stérilisée. Autour des piqûres, on constate déjà un fin liséré indiquant le succès de l'opération, sur les scarifications un double liséré parallèle qui les entoure. Quant aux inoculations en surface, elles manifestent déjà une légère teinte rosée (38°8).

4° jour (2 novembre). Le liséré nacré s'est élargi tant sur les piqûres que sur les scarifications ; il mesure de chaque côté un millimètre de largeur, mais déjà on constate que la largeur de ce liséré est un peu moins développé sur la génisse A que sur la génisse B.

5° jour. Les piqûres et les scarifications de la génisse A restent stationnaires, tandis que, chez la génisse B, le liséré s'est encore élargi.

6° jour (4 novembre). La différence entre les deux inoculations est des plus marquées. Sur la génisse A, le liséré nacré se dessèche et c'est à peine s'il existe une aréole légèrement rosée. Sur la génisse B, au contraire, de magnifiques pustules circulaires ou allongées recouvrent les divers points vaccinés. Sur les points croisés ou sur les surfaces dénudées, les pustules sont confluentes et, par leur réunion, elles constituent une large plaque virulente.

7ᵉ jour (4 novembre). Sauf une légère teinte rosée des points inoculés sur la génisse A, on ne voit rien qui ressemble à une éruption. Sur la génisse B, les pustules, en pleine évolution, suivent le cours régulier de la vaccine.

8ᵉ jour. La différence est encore plus marquée. Les pustules vaccinales de la génisse B s'ombiliquent, tandis que les points d'inoculation de la génisse A sont desséchés, et la teinte rouge n'apparaît plus, à moins qu'on ne la révèle par un lavage.

La chute de la croûte vaccinale de la génisse B s'est effectuée le 24ᵉ jour.

Mais M. Pourquier, sachant combien sont nombreux les animaux naturellement réfractaires à la vaccine, s'est demandé si la génisse A ne se trouvait pas dans cet état d'immunité, ce qui infirmerait totalement le résultat de l'expérience, et dans le but de répondre à cette question il a procédé à une expérience nouvelle.

EXPÉRIENCE DE CONTRÔLE. — C'est dans le service de M. le professeur Carrieu (pavillon des isolés), à l'hôpital suburbain, que M. Pourquier a recueilli le virus variolique avec lequel il a opéré, en prenant toutes les précautions d'asepsie sur lesquelles nous avons déjà longuement insisté.

La génisse dont on s'est servi était âgée de deux à trois mois. Sur les parties latérales de la poitrine, préalablement rasée, lavée et rendue aseptique, on a fait pénétrer du liquide variolique. En même temps, sur ce même animal, on insérait au côté droit de l'encolure du cowpox ordinaire. De cette façon, vaccine et variole allaient évoluer sur le même terrain. Nous avons déjà, à maintes reprises, dans le cours de cet ouvrage, signalé les inconvénients de cette façon de faire.

Il est clair que, pour obtenir, avec ces inoculations de deux sources différentes, un résultat sûr et à l'abri de toute criti-

que, on ne saurait trop prendre de précautions. M. Pourquier, préoccupé plus que tout autre de ces nombreuses dif-
ficultés, a tout fait pour éviter la contamination d'une région
par le virus de l'autre. Dans ce but, il isola les parties du
flanc opéré avec des pansements spéciaux et des couvertures. Il procéda de la même façon pour l'encolure. Les
résultats ont d'ailleurs prouvé qu'il n'y avait pas eu d'auto-
inoculation.

Dès le 3me jour on peut constater, en effet, que les inoculations faites au thorax et au cou ont réussi ; mais dès
le 5me jour il est évident que, sur la poitrine, nous sommes
en présence de symptômes identiquement les mêmes que
ceux que nous avons décrits dans la première expérience (génisse A), c'est-à-dire que les points enflammés s'affaissent.

Sur le côté droit du cou, au contraire, des pustules énormes (énormes à cause de l'épaisseur de la peau à cet endroit),
présentent l'aspect normal d'une vaccine commune en train
de suivre régulièrement son cours.

M. Pourquier, après de pareilles constatations, persuadé
que la transformation de la variole en vaccin était impossible,
communiquait à l'Académie des sciences et lettres de Montpellier (section de médecine), à la séance du 25 décembre 1892, le détail de ses expériences. Devant des faits si
positifs, il ne pouvait comprendre les résultats obtenus par
Fischer et Haccius qu'en tenant compte du manque de précautions de ces expérimentateurs au point de vue de l'asepsie.

Et pourtant, au moment même où M. Pourquier concluait
d'une façon presque affirmative, une nouvelle expérience allait
venir donner à son dire un démenti absolu.

Désirant continuer l'expérimentation, il s'adressa à M. Bourguet (de Sommières). Ce dernier lui envoya, fin décembre, un
nouvel échantillon de lymphe variolique, récolté d'après le
procédé déjà décrit, procédé reconnu irréprochable. M. Bour-

guet envoya donc 4 centimètres cubes de virus recueilli sur des jeunes gens de seize à dix-huit ans, atteints de variole grave, et, le 27 décembre, une génisse, ayant toutes les qualités vaccinifères, fut inoculée par des piqûres, par des scarifications simples, croisées et par dénudation. Plus de la moitié du liquide varioleux de Sommières avait été employé sur les points d'inoculation et toutes les précautions d'asepsie furent prises. Les premiers jours, l'aspect et la forme, revêtus par ces inoculations, étaient les mêmes que ceux que nous avons signalés dans les expériences précédentes. (Température, 38°6.)

Au 7ᵉ jour, la génisse traitée, toujours en observation, devint triste et abattue.

Le 8ᵉ jour, on constata sur une des surfaces inoculées, après dénudation par le papier de verre, une petite pustule avec aréole rouge et nettement ombiliquée. La fièvre de réaction était des plus importantes, surprenante même pour un accident local d'aspect si bénin. Élévation de température de 1°3 (au début 38°6, puis 40°1, puis enfin 41°).

Devant de pareilles constatations, M. Pourquier, qui avait été d'une affirmation si absolue à la séance du 25 décembre 1892, réserva son opinion, et, à la séance du 9 janvier 1893, il informait ses collègues que les résultats de ses nouvelles recherches venaient contredire ce qui, jusqu'à ce jour, avait été sa manière de voir. Aussi nomma-t-on une Commission des plus compétentes pour compléter ces expériences.

CHAPITRE IV

ÉTUDE MICROBIOLOGIQUE DE LA VARIOLE
ET DE LA VACCINE

A côté de l'expérimentation directe, n'avons-nous pas sous la main les moyens micrographiques qui, s'ils nous révélaient les éléments pathogéniques dans les productions infectieuses de la vaccine et de la variole, trancheraient du coup la question dont nous nous occupons dans ce travail ?

La nature des agents virulents de certains états morbides, manifestement connue aujourd'hui, nous a été fournie par cette étude.

Voyons, en ce qui nous concerne, ce que nous enseigne le microscope.

Depuis assez longtemps déjà on a constaté l'existence de micro-organismes tant dans la peau que dans les viscères et le sang des varioleux. MM. Cornil et Babès ont présenté à la Société des hôpitaux de Paris des préparations de la variole faites à l'aide de coupes perpendiculaires à la surface de la peau, au niveau des pustules. Elles ont été colorées, nous disent ces auteurs, pendant vingt-quatre heures dans le violet de méthyl B, déshydratées par l'alcool absolu et par l'essence de girofle, puis montées dans le baume. Tout à fait au début, on constate, à la partie supérieure, des prolongements épithéliaux qui séparent les papilles épaissies, de petits

Ilots arrondis de cellules épithéliales tuméfiées. Ces cellules contiennent une grande quantité d'éléidine ; plus tard, on y trouve des cellules gonflées, dont le noyau, peu visible, est entouré d'une vacuole.

Lorsqu'on examine une pustule bien formée, encore semi-transparente et recouverte par l'épiderme, sur une coupe perpendiculaire à sa surface, on trouve d'abord une couche d'épiderme cornée. La partie superficielle de ces cellules est peu colorée, tandis que la couche sous-jacente, épaisse, se colore très fortement par les couleurs d'aniline. Au milieu de cette couche et au-dessous d'elle, on trouve des amas ou des rangées de cellules vésiculeuses, réduites à leur membrane à double contour avec un noyau non coloré, granuleux.

Le corps muqueux de Malpighi est transformé en une grande quantité de petites cavités alvéolaires dont les parois plus ou moins épaisses sont formées par des cellules épithéliales altérées, dont les noyaux sont difficiles à voir ou ont disparu. Ces cavités renferment des cellules rondes migratives dont les noyaux sont généralement petits et souvent arborescents. Ces cellules plus ou moins nombreuses, situées au milieu de cavités, nagent dans un liquide qui présente quelques filaments de fibrine ; parfois ces cavités contiennent des cellules épithéliales libres qui y sont devenues sphériques, colloïdes et qui possèdent plusieurs noyaux. Les microorganismes de la variole sont logés dans ces cavités. A leur limite, on rencontre quelquefois des cellules épithéliales dont leurs noyaux montrent des étoiles et des fuseaux indiquant leur multiplication indirecte. Les microorganismes extrêmement petits sont libres dans les cavités, où ils sont placés à côté des cellules migratives ou bien ils adhèrent à la paroi des travées qui cloisonnent le corps muqueux. Ces bactéries sont très petites, rondes, un peu inégales, isolées ou réunies en petits amas. Elles sont surtout nombreuses dans toute la périphérie de la pustule. A côté des microbes colorés, on trouve dans les mêmes alvéoles une grande quantité de granulations fines, égales, mais qui ne se colorent pas par la couleur d'aniline.

Les microbes sont aussi nombreux par places au voisinage des papilles très altérées au niveau de la pustule.

Ces organismes paraissent manquer avant la période de suppuration, car l'ensemencement des liquides des vésicules pris sur le vivant, de fragments de peaux excisés sur des varioleux avant la suppuration, sont restés stériles.

Klebs a considéré comme spécifique le *tetracoccus variolæ*, qu'il avait isolé des pustules de variole et du mucus pharyngé et buccal, de la lymphe vaccinale.

M. Cornil a trouvé au larynx, sur une éruption variolique, la surface de l'épithélium recouverte par une fausse membrane fibrineuse formée de travées hyalines rapprochées les unes des autres; dans toute cette fausse membrane, qui contenait un très petit nombre de cellules rondes, les micro-organismes étaient très nombreux. La couche de cellules épithéliales intermédiaires entre la pseudo-membrane et les couches plus profondes de l'épithélium montrait des cellules semblables à une cupule, ouvertes ou non à leur bord libre, transformées en de petites vésicules et contenant des micro-organismes colorés en bleu par le violet B.

Garré a isolé des pustules un coccus qui, inoculé à des veaux et à l'homme, produisit des pustules, mais ne conféra pas l'immunité contre le vaccin. Faut-il accorder quelque valeur à un coccus que Marotta (1887) a isolé à son tour et qui serait à l'état de pureté dans les vésicules avant la suppuration, coccus déjà entrevu par Cohn et Bareggi, et dont la culture à la septième génération sur gélose ou gélatine produisit sur le veau des pustules semblables à celles du vaccin?

Depuis 1887, les recherches dans ce sens n'ont pas donné de résultat digne d'être signalé; cependant Pfeiffer, Van der Loeffen, en 1888, ont décrit un parasite sporozoaire amibe, très analogue à celui que Pfeiffer a vu dans les autres fièvres éruptives et qui appartiendraient aux grégarines de Leuckart, ordre des monocystides; il se développe (Pfeiffer) dans les cellules de Malpighi et les détruit; on le retrouve dans les leucocytes des animaux inoculés; il est ovale, de couleur brun jaunâtre, long de 33 μ, large de 24; il a l'aspect d'un kyste à contenu granuleux, avec une tache nucléaire; il sporule abondamment, et quand il a évacué ses spores il se présente sous l'aspect d'un disque à double contour dans le liquide des pustules; on le retrouve dans les vaccines animales; Renaut (de Lyon) attribue à un organisme analogue la transformation cavitaire des cellules. Mais cette classe de parasites est trop peu connue pour pouvoir conclure.

Nous n'avons pas à nous occuper ici de certains organismes mieux connus et qui n'apparaissent que dans les infections secondaires de la variole, comme le staphylococcus pyogenes albus et tant d'autres; aussi sommes-nous forcé d'avouer que, en l'état actuel des choses, nous ne connaissons pas l'agent de la variole.

L'étude de la vaccine a été peut-être, plus que celle de la variole, l'objet des travaux les plus importants.

Nous n'avons pas à insister sur les analyses chimiques de la lymphe, le problème agité ici ne pouvant être résolu par cette étude. Dernièrement encore, à l'Institut hygiénique de l'Université de Berlin, ce sujet était l'objet d'une étude des plus importantes de Schulz et de Th. Weyl.

Les croûtes de vaccine et la lymphe, traitées séparément par solution aqueuse, extrait alcoolique et extrait d'éther, avaient donné une partie soluble et une partie insoluble.

Dans la partie soluble on trouvait des savons, des corps gras, de la lécithine : de la cholestérine fut aussi trouvée avec le cholestomètre de Lieberman. Dans la partie insoluble, réduite en cendres, Schulz et Weyl trouvèrent de la soude, de la potasse (traces), du fer (traces), des sels de chaux, de magnésie, des sels sulfureux phosphoriques et des carbures.

Au point de vue des propriétés physiques de la lymphe, ces auteurs constataient ce qui déjà avait été souvent signalé, à savoir :

1° *Essai de dialyse.* — Le liquide obtenu après une dialyse de deux heures a fourni des pustules, tandis que le dialysat obtenu par une courte osmose de vingt minutes seulement est resté infructueux. Le virus de la variole n'est donc que très difficilement dialysable.

2° *Essai de filtrage.* — La substance active ne passe pas dans le filtrage. Elle est ou bien détruite par ce filtrage, et ce n'est pas même vraisemblable, ou bien le virus de la variole est une fonction de germes vivants contenus dans la lymphe.

M. Schulz a procédé avec cette lymphe filtrée à des inoculations sur un veau, le 16 juillet 1891, soit par des inoculations directes, soit par des scarifications. Il n'y eut qu'une légère irritation consécutive au traumatisme de l'inoculation. Et nous devons noter que cet animal n'était pas réfractaire, puisque une injection faite avec de la lymphe vaccinale ordinaire par le docteur Döring, le 31 juillet 1891, donna un succès complet.

EXAMEN MICROBIOLOGIQUE DE LA LYMPHE. — Mais, au point de vue pathogénique, nous devons nous demander quel est l'élément spécifique dont la présence constitue la virulence de la lymphe ?

Dès 1841, Gluge, professeur à l'Université de Bruxelles,

décrivait dans le liquide des pustules vaccinales de petits cristaux brillants qui lui permettaient de distinguer, au témoignage de Magendie, le vaccin de toute autre humeur morbide, et auxquels il attribuait vraisemblablement les qualités propres du vaccin.

« Mais c'est à Keber que revient l'honneur d'avoir, le premier, cherché à se rendre compte de la nature de ces granulations brillantes, en cherchant à les séparer de la lymphe vectrice par différents procédés de filtrage. Il réussit assez bien dans ses essais pour constater que l'inoculation de la lymphe vectrice de ces granulations ne donne aucun résultat quand elle en est privée. » (Varlomont.)

D'autre part, M. Chauveau, dans sa belle étude sur la *Nature des virus*, arrivait à des résultats très nets sur la détermination de la partie active des humeurs virulentes.

Par des procédés d'analyse extrêmement délicats, ayant tous pour objet de pratiquer l'isolement des particules solides, et portant particulièrement sur les granulations arrondies qui passaient à travers les filtres, il arrivait à établir que celles-ci sont libres ou enfermées dans le protoplasma des éléments ; qu'elles sont spécifiques sans qu'on puisse malheureusement les distinguer de celles qui ne le sont pas.

Les recherches ultérieures devaient achever cette distinction et révéler que les granulations actives sont des microbes, c'est-à-dire des organismes probablement végétaux, parasitaires, infectieux.

Les microbes du vaccin ont été bien décrits par Klebs, qui a signalé, comme étant un de leurs caractères propres, cette particularité de se mettre en groupes de quatre, à ce point qu'ils mériteraient le nom de *micrococcus quadrigeminus*, par opposition à celui du pus variolique, qu'il avait appelé *tetracoccus variolæ*.

Pour MM. Cornil et Babès, les pustules cutanées de la

vaccine, étudiées sur des génisses vaccinifères de M. Chambon, montrent les mêmes lésions que celles qu'ils ont observées en étudiant les pustules varioliques, et aussi les mêmes organismes semblablement disposés dans des cavités aréolaires du corps muqueux.

M. Strauss présenta à la Société de biologie, en 1882, des préparations histologiques de pustules vaccinales du veau, où la présence de micrococcus spécial de la vaccine coloré dans les coupes était d'une constatation nette et facile. Ces coupes ont été obtenues sur des pustules vaccinales du veau excisées chaque jour, du premier au huitième jour à partir du moment de l'inoculation. Les fragments de peau excisés ont été traités par le procédé de coloration des microbes de M. Weigert. Sur ces préparations on aperçoit des micrococcus à l'aide d'un fort grossissement sous la forme de points extrêmement petits, colorés en bleu et tranchant par cette coloration sur le reste de la coupe presque entièrement décolorée. Les points, parfaitement circulaires, identiques les uns aux autres, mesurant un μ de diamètre, apparaissent sous forme d'amas ou de colonies ; ils occupent les lèvres de la plaie d'inoculation, engagés dans la couche de Malpighi, ou, quand la lésion est de date plus ancienne, dans cette couche et dans le derme sous-jacent, où ils occupent surtout les fentes lymphatiques. A côté des amas conglobés de ces micro-organismes, on en voit qui partent sous forme de traînées, composées d'une rangée unique de micrococcus, alignés très exactement les uns à la file des autres, et témoignant ainsi nettement de leur mode de migration et de propagation dans les tissus.

Ces micrococcus sont identiques à ceux que l'on voit en suspension dans la lymphe vaccinale, et que M. Chauveau a signalés depuis longtemps dans ce liquide sous le nom de *granulations élémentaires.*

« Le but et l'intérêt, ajoute M. Strauss à sa communication, de ces préparations histologiques est surtout de fournir la preuve anatomique irréfutable de la présence de ces organismes dans la lésion cutanée spécifique qui détermine l'inoculation du cowpox ; elles montrent en outre la marche parallèle de la multiplication et de l'invasion locale du microbe d'une part, et du développement de la pustule vaccinale de l'autre ; enfin le rapport de cause à effet s'impose ici, car sur des plaies cutanées simples (non virulentes) pratiquées sur le veau de la même façon que l'insertion de la vaccine, ces micrococcus font, il est à peine besoin de le dire, entièrement défaut. »

Le rôle pathogénique des microbes apparaît ainsi d'une façon évidente et ne peut être mis en doute.

Cette lymphe du veau est plus riche en bactéries que celle de l'homme, elle renferme un bactérium termo, le *proteus vulgaris* (Pfeiffer). On trouve encore le *staphylococcus pyogenes aureus*, le *staphylococcus viridis flavescens* et le *cereus albus*, qui est constant dans la vaccine. Pfeiffer a encore décrit un saccharomyces et un microbe orangé qui, inoculé sur la peau, produit une vésicule à évolution rapide, laquelle disparaît sans conférer l'immunité (fausse vaccine).

Cependant on trouve constamment dans la lymphe un coccus très spécial, extrêmement petit, d'un μ de diamètre, se présentant en amas.

Voigt, en 1885, a isolé trois micro-organisme dont un coccus, cultivant sur gélatine en colonies grisâtres ; celui-ci donne au veau le cowpox expérimental typique dans lequel on retrouve ce micro-organisme avec la même virulence.

Garré (1887) a confirmé les recherches de Voigt ; il a en effet cultivé un coccus existant à l'état pur sous le derme sous-jacent à la pustule, qui donne au veau un cowpox inoculable en séries, mais qui n'est vaccinifère pour l'homme qu'après un passage sur le veau.

De plus, il faut rappeler les recherches de Pfeiffer (1887) qui signale des plasmodies dans le sang des vaccinés, et de Van der Lœff qui décrit dans cette même lymphe des corpuscules très mobiles, analogues aux protéides et dont l'abondance est en rapport avec l'activité du vaccin; enfin de Buit, en 1887, a décrit des levures très semblables à celles de la bière et il a expérimenté la levure de bière sur le singe dans l'espoir de provoquer un processus variolique.

Ce ne sont pas les divers coccus, comme on vient de le voir, qui manquent dans les pustules de la vaccine.

Si on en trouve un nombre considérable, il faut ajouter que les descriptions de ces éléments sont des plus dissemblables, et, à l'heure présente, le microbe de la vaccine est encore à trouver. Il y a quelques années pourtant, C. Quist, d'Helsingfort (Finlande), dans un article de la *Gazette hebdomadaire*, 1884, prétendait être parvenu à cultiver le micro-organisme de la vaccine en dehors de l'économie.

En examinant attentivement le liquide vaccinal au microscope, M. Quist avait trouvé, outre des micrococcus nombreux, quelques bacilles qu'il considérait comme une des formes du développement ultérieur des micrococcus.

Ces parasites, il est parvenu, a-t-il dit, à les cultiver artificiellement dans un liquide de culture. D'après ses expériences, deux conditions sont indispensables: le libre accès de l'oxygène ou de l'air atmosphérique et un liquide nourricier approprié.

Sans oxygène, en effet, pas de développement possible des organismes du vaccin qui sont des aérobies.

L'albumine est l'élément essentiel du liquide nourricier; il y ajoute de la glycérine pour empêcher la dessiccation et du carbonate de potasse pour avoir une réaction alcaline, un milieu acide étant défavorable au développement de ces êtres.

Voici la composition de ce liquide nourricier :

Sérum de sang de bœuf	1 partie.
Glycérine	1 —
Eau distillée	1 —
Carbonate de potasse	1/900 c.

On chauffe trois jours de suite une demi-heure à 60 degrés cent.

Pour semences, il choisit des fragments de pustules vaccinales du troisième au dixième jour. Ce fragment bien lavé est déposé dans la culture. Au bout de huit à dix jours, la surface du liquide est couverte dans toute son étendue comme de fines écailles qui, cependant, ne forment pas une couche cohérente, mais sont plutôt isolées. Au microscope, ces écailles renferment d'innombrables micrococcus. Avec ce liquide, M. Quist fit treize expériences, et les enfants inoculés prirent une éruption vaccinale des mieux caractérisées.

En ajoutant à la solution de culture une partie de glycérine, deux parties d'eau et un peu de carbonate de potasse, il la rendit impropre à la nutrition des micrococcus. Aussi sur quatre piqûres faites au bras d'un enfant, avec ce liquide ainsi modifié, n'obtint-il qu'une seule petite pustule vaccinale, tandis que sur l'autre bras les quatre piqûres avec la solution ordinaire donnèrent quatre belles pustules.

En ajoutant au liquide de culture de temps à autre des éléments nourriciers, M. Quist a pu conserver une solution active pendant deux mois, du 18 septembre au 18 novembre.

Mais l'avenir n'a pas confirmé ces résultats. Nulle part, même en suivant rigoureusement les procédés de Quist, on n'a pu cultiver le germe soi-disant spécifique dont il avait parlé. On se demande même, et avec raison, si ce germe existe. Ils sont si dissemblables, tous ces micrococcus dont nous venons de parler, qu'il est totalement impossible de trouver ni dans le horsepox ni dans le cowpox ni dans la vaccine humaine le facteur propre de la maladie.

Comme pour la variole, ce que nous savons de la nature de la vaccine est, je ne dirai pas tout à fait incomplet, mais insuffisamment démonstratif. Par conséquent, à l'heure présente, l'étude comparative de ces deux maladies sur le terrain microbiologique ne peut rien nous apprendre. Pourtant nous devons pour conclure répéter ce que disaient MM. Cornil et Babès dans le brillant exposé de leurs recherches. C'est que, au point de vue histologique, il y a une grande ressemblance entre l'aspect des lésions de la variole et de la vaccine, et que les micro-organismes se trouvent groupés de la même façon et dans les mêmes régions du derme.

CHAPITRE V

CRITIQUE

On sait, depuis Jenner surtout, que les sujets ayant le cow-pox ne prennent pas la variole par inoculation. On sait aussi que les hommes ou les animaux ayant la variole ne prennent pas la vaccine. L'un de ces virus préserve donc de l'autre.

Nous avons vu dans les chapitres précédents combien on a discuté, et combien on discute encore, pour savoir si la variole et la vaccine sont deux maladies différentes ou bien si, identiques quant à leur nature, la vaccine n'est qu'une variole atténuée. Ce mot d'atténuation est aussi précis que séduisant à cette époque, car l'esprit se reporte forcément vers les belles et fécondes modifications que subissent les bactéridies charbonneuses cultivées d'après les procédés célèbres de la méthode pasteurienne.

Une autre vue doctrinale, empruntée à certains faits bactériologiques d'une précision tout aussi scientifique, fournit un élément des plus sérieux aux partisans de la dualité. Nous voulons parler des travaux de Bouchard sur le bacille pyocyanique et la bactéridie charbonneuse. Le fait que les deux microbes s'entravent mutuellement dans leur développement respectif, prouve qu'à côté de l'atténuation des germes il y a aussi d'autres facteurs qui mènent à l'immunité, et l'antagonisme en est un.

A l'appui de cette théorie, Pasteur a montré qu'en inoculant préalablement la poule avec le choléra atténué, on ne réussit plus à l'infecter par le charbon en la refroidissant (condition nécessaire dans les expériences ordinaires). De même Emmerich, Zagari, ont rendu le lapin réfractaire au charbon en lui inoculant le streptocoque de l'érysipèle deux à quatorze jours avant.

Certainement, l'analogie avec la vaccine jennerienne est possible, mais elle est bien lointaine, car le court espace de temps qui, dans ces derniers cas, sépare les deux inoculations, permet d'expliquer cette immunité par la concurrence vitale des deux micro-organismes (Rodet).

Au préalable, il est bon de déclarer que ce n'est pas sur le terrain des a *priori* et des *impossibilités doctrinales* que doit porter la discussion.

La question est expérimentale avant tout.

Partir de la variole et faire de la vaccine, partir de la vaccine et faire de la variole, voilà le but à atteindre si l'on veut démontrer l'unité de nature.

Les dualistes, eux, peuvent arriver à leurs fins de deux façons. Ou en prouvant : 1° que, d'une variole, si atténuée soit elle, modifiée même par des constitutions diverses, on ne peut faire que de la variole ; 2° que, d'une vaccine, quelque renforcée qu'elle puisse être, on ne peut faire qu'une vaccine.

Commençons par dégager un des côtés du problème. Jamais, en partant de la vaccine, on n'a fait de la variole. Ceci est un fait absolu, indiscutable.

Dans certains cas, il est vrai, la vaccine ne se comporte pas comme une affection bénigne et locale. Sans doute, elle modifie toujours profondément l'organisme, comme en témoigne l'immunité qu'elle confère ; pourtant elle s'accompagne rarement de symptômes fébriles intenses, hormis les cas de complication. Habituellement elle ne traduit son existence que

par la présence de pustules développées aux points d'inoculation, mais parfois l'éruption ne se limite pas au lieu d'insertion du virus, et l'on observe sur toute la surface tégumen-
taire des éléments caractéristiques de la vaccine disséminés
en nombre plus ou moins considérable. Ces formes anorma-
les, connues sous les appellations de vaccines surnuméraires,
de vaccines généralisées, remontent à la découverte de
Jenner, et, quoique rares, sont aujourd'hui parfaitement connues, grâce aux travaux de Chauveau (1866), de M. Raynaud,
de Dauchez (1885).

Jamais personne n'a considéré ces fièvres éruptives vaccinales comme des varioles même des plus légères.

On a donné de nombreuses explications de ces cas imprévus, que Janselme résumait récemment avec beaucoup de talent. Comme lui, nous pensons que cette généralisation de la
vaccine, dont le principal effet est pourtant de préserver l'individu qui l'a contractée une première fois contre une atteinte
ultérieure, tient à deux raisons. D'abord, le sujet soumis à
la vaccination ne devient pas immédiatement réfractaire.

En second lieu, nous savons que le sang se charge souvent
de diffuser le virus et le déposer dans le derme. C'est comme
le horsepox naturel qui se traduit par des manifestations disséminées par tout le corps, tandis que le horsepox artificiel
reste circonscrit au point d'insertion. Cette généralisation par
infection sanguine tient aux divers facteurs qui ont une influence sur la physionomie et l'évolution des infections, réceptivité du terrain, mode d'introduction, quantité et qualité du
virus.

Il y a des formes de vaccine généralisée, mais celles-ci,
pas plus que la vaccine ordinaire, ne peuvent nous conduire
à la variole.

Par suite, dans l'étude dont nous nous occupons, il est plus
logique de partir de la variole. Et c'est ce qu'un grand nom-

bre d'expérimentateurs, dont nous avons parlé plus haut, ont fait avec beaucoup d'art et de méthode.

M. Chauveau qui, lui, défend avec tant d'énergie et de conviction la théorie « dualiste », après avoir prouvé que la variole humaine s'inocule au bœuf et au cheval avec la même certitude que la vaccine, nous démontre que les effets produits par l'inoculation des deux virus diffèrent absolument. De plus, nous dit-il, si la vaccine inoculée isolément aux animaux des espèces bovine et chevaline les préserve en général de la variole, celle-ci, de son côté, inoculée dans les mêmes conditions, s'oppose généralement au développement de la vaccine.

« Cultivée méthodiquement sur ces animaux, c'est-à-dire de bœuf à bœuf et de cheval à cheval, la variole ne se rapproche pas de l'éruption vaccinale. » Cette variole reste ce qu'elle est ou s'éteint tout à fait. Si ces passages à travers l'organisme de divers animaux ont modifié non seulement la puissance, mais encore la nature du virus, lorsqu'on reporte celui-ci sur l'homme, nous devons avoir la nouvelle forme, celle que l'on a considérée comme la dernière transformation de la virulence, c'est-à-dire la vaccine.

Or, il n'en est rien, et après les transports successifs d'animal à animal, inoculée à l'homme, cette variole lui donne la variole. De plus, reprise de l'homme et reportée sur le bœuf ou le cheval, elle ne donne pas davantage à cette seconde invasion le cowpox ou le horsepox.

« La vaccine, nous dit Chauveau, reste, malgré tout, un virus bien autonome, et il se comporte comme tous les autres virus indépendants, au point de vue de ses propriétés générales. Il lui arrive, comme à ses congénères, de s'atténuer ou de s'exalter, suivant les conditions dans lesquelles on le cultive. Quand il s'est acclimaté dans un de ses terrains de prédilection (cheval, bœuf, homme), il peut se propager indéfiniment, mais à la longue il s'affaiblit, tant au point de vue de sa faculté germinative qu'à celui de ses propriétés défensives.

» Voilà les modifications permises au virus vaccin : il s'atténue, il s'exalte, comme tant d'autres virus ayant leur nature propre ; il ne se transforme pas. »

Le virus variolique, lui aussi, a son autonomie dans laquelle il se meut avec des propriétés variables. Et les grandes différences de gravité de la variole ne tiennent pas seulement au terrain de culture, la force du virus infectant y est aussi pour quelque chose. Il ne change certainement pas de nature. S'il est des varioles aussi légères qu'une inoculation vaccinale dans lesquelles l'éruption ne se compose que de quelques boutons, la lymphe contenue dans ces vésicules ne se rapproche pas, dans ses effets, de ceux de la lymphe vaccinale.

Si, étudiant les caractères des éruptions que produit chez l'homme le transport du virus théoriquement transformé par ses divers passages chez les animaux, nous nous reportons au § 6 du Rapport de la Commission lyonnaise, nous y trouvons un cas qui donne à réfléchir :

« En excisant les pustules varioliques du bœuf, on peut en extraire une certaine quantité de sérosité. Cette sérosité a été inoculée à plusieurs animaux. Mais, à cette seconde génération, la variole n'a produit que des effets ou encore plus faibles ou même tout à fait nuls. Quand on compare ce résultat avec les effets engendrés par l'inoculation de la vaccine au bœuf, quand on voit le cowpox ainsi produit se transmettre indéfiniment avec les mêmes caractères sur les animaux de l'espèce bovine, on ne saurait mettre en doute que l'éruption variolique du bœuf est quelque chose de tout à fait différent du cowpox.

» Il reste à s'assurer si ce n'est pas purement et simplement la variole.

» Pour cela, la Commission lyonnaise a inoculé cette même sérosité des papules varioliques bovines à un enfant non vac-

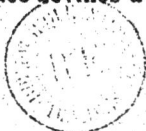

7

ciné. Au 8ᵉ jour, une pustule unique succède à l'inoculation. Cette pustule, après avoir débuté absolument comme un bouton de vaccin ordinaire, se montre entourée de pustules secondaires à leur début ; ces dernières, petites d'abord, ne tardent pas à devenir très volumineuses. Au 14ᵉ jour, c'est une éruption pustuleuse confluente généralisée qui finit vers le 16ᵉ jour par envelopper toute la surface du corps.

» Voilà, Messieurs, ajoute le rapporteur, une expérience que je me bornerai à vous présenter purement et simplement au nom de la Commission lyonnaise, sans vouloir y ajouter le moindre commentaire. A vous de juger si la variole s'est modifiée en passant par l'organisme du bœuf.

» Un second enfant a été inoculé avec le virus fourni par la pustule primitive du premier. Au 6ᵉ jour, on voit trois pustules de vaccine. Mais ce deuxième sujet a eu aussi une éruption générale, très discrète, il est vrai, mais parfaitement bien caractérisée. Or, Messieurs, sur tous nos enfants vaccinés avec le cowpox vrai, nous n'avons jamais vu d'éruption pustuleuse générale. Ce qui s'observe quelquefois, c'est, autour des points inoculés particulièrement, une légère éruption, sorte de *strophulus volaticus* qu'on ne saurait jamais confondre avec des pustules de vaccine ou de variole.

» La Commission lyonnaise s'est cependant préoccupée de l'objection probable que, dans les deux cas précédemment cités, l'éruption générale pourrait bien n'être que la vaccine généralisée. Elle avait un critérium infaillible pour s'en assurer : l'inoculation au bœuf. Or l'insertion sur une génisse du virus récolté sur les pustules initiales du dernier enfant, pustules si semblables à la vaccine, cette insertion, dit-il, n'a pas produit le cowpox, mais l'éruption papuleuse de la variole bovine. »

En résumé, la variole s'inocule au bœuf, mais elle ne se transforme point en vaccine en passant par l'organisme de

cet animal. On est bien forcé de se dire, en présence de phénomènes si graves, que jamais la vaccine n'aurait produit de
pareils accidents ; jamais, en effet, dans la science, on n'a
signalé de si violentes oscillations dans l'évolution du cowpox.

Il faut avouer que ces résultats surprennent d'autant plus
qu'on ne constate aucun insuccès dans les nombreuses séries
d'inoculations pratiquées par Thiélé et Voigt. Et dans l'ouvrage magistral de M. Haccius, paru en 1892, nous sommes
obligé de retenir ce point capital :

« Bien que nos expériences sur les enfants avec le variolo-
vaccin aient été relativement peu nombreuses, elles témoi-
gnent cependant de résultats aussi favorables que ceux que
l'on obtient avec le vaccin (cowpox ou jennerien), à la condition d'agir avec un virus variolique suffisamment atténué
ou modifié par un certain nombre de passages dans l'organisme animal. »

Aussi, lorsque Chauveau critique les expériences de Thiélé
et de Cély, il ne nous paraît pas tenir un compte suffisant
de nombreux faits accumulés par ces expérimentateurs. Les
expériences négatives de la Commission lyonnaise ne sauraient exclure les résultats positifs. La description que Thiélé
et Cély donnent de l'aspect de leurs pustules prouve que
l'éruption observée par la Commission lyonnaise n'était pas
de même nature. Ce sont deux éruptions à aspect différent.

En ce qui concerne les dangers de propagation de la variole survenus par l'emploi du liquide variolo-vaccinique, les
conclusions du rapport de Lyon seraient aux yeux d'Haccius
tout au plus justes pour le virus recueilli sur les premières
générations animales, avant sa transformation ou sa modification en vaccin.

Pourquoi le supposer dangereux ? S'il en était ainsi, les
nombreuses inoculations faites avec lui par Cély et Thiélé

eussent créé des milliers de foyers d'infection en rapport avec les milliers de personnes inoculées. Jamais on n'a signalé rien de pareil.

Nous devons nous demander aussi avec juste raison si les pustules auxquelles Thiélé, Voigt et Haccius ont eu affaire provienaent d'une variole atténuée ou si elles étaient simplement le résultat d'une inoculation accidentelle. En pareille matière, les procédés sont si délicats que, avant l'époque actuelle, c'est-à-dire avant qu'on n'ait appliqué les méthodes aseptiques dans toute leur rigueur, il était fort difficile, pour ne pas dire impossible au chercheur de trancher scientifiquement par l'expérimentation la question dont nous nous occupons. Aussi les travaux datant d'un peu loin doivent-ils être examinés avec beaucoup de réserve, et nous devons, en ce qui concerne les plus récents, nous demander si toutes les conditions nécessaires et indispensables dans cette étude ont toujours été remplies.

D'abord, dans un certain nombre d'expériences relatées plus haut, les inoculations sont simultanées, c'est-à-dire que le même animal est porteur à la fois de variole et de vaccine artificielles. Dans de pareils cas, nous pouvons constater des résultats faussés par des influences réciproques ainsi que cela se dégage des idées actuelles sur la concurrence vitale de certains microbes. Théoriquement nous savons que la chose est possible. Des communications récentes en font foi, entre autres celle de Marchand, publiée dans les *Archives de médecine militaire* sous le titre de *Évolution simultanée des virus vaccinal et variolique chez le même sujet, variole modifiée*. Nous n'avons pas à insister et il nous suffit de signaler ici cas de collision possible entre les deux infections, sur lesquels Prautois (de Nancy) vient d'attirer l'attention. La chose se produit dans certaines conditions seulement, puisque l'effet préservatif du cowpox contre la petite vérole n'est obtenu que vers le septième jour, au moment où les vésicules d'inoculation atteignent leur maturité, deviennent passives et vont commencer à suppurer. Il paraît constant que, sans se détruire totalement, ces deux maladies s'impressionnent, s'émoussent l'une l'autre, se modifient dans un sens favorable.

En plus de cette influence, ne devons-nous pas tenir compte de la facilité d'inoculation accidentelle chez ces sujets porteurs d'un double virus. MM. Eternod et Haccius rapportent quelques cas de transformation obtenue par la double inoculation sur le même individu, mais ils ne nous disent pas quelles sont les précautions prises pour éviter tout rapport, même le plus indirect, entre les deux régions opérées. *Il ne suffit pas en effet de prendre toutes les mesures aseptiques nécessaires au moment où l'on opère sur la table; il faut que cet animal en observation soit tout le temps dans l'impossibilité absolue d'être infecté: il faut, en outre, par des pansements appropriés et bien compris, le mettre à l'abri de tout contact suspect venant soit de lui-même, soit du dehors.* Toutes ces précautions ont été très bien prises par M. Pourquier, au cours des recherches que nous avons relatées plus haut.

Pourtant le savant vétérinaire fait lui-même des réserves sur les phénomènes observés à l'institut vaccinal de Montpellier, et, aujourd'hui plus que jamais, il est convaincu que les expériences sont à refaire.

Il faut les recommencer, dit-il avec raison, mais loin de toutes les étables où le cowpox sévit. Lécher les plaies, lécher les tabliers de ceux qui les approchent, voilà autant d'habitudes des bovidés, et toutes ces habitudes sont autant de dangereux sujets d'auto-inoculation. A côté de ces facteurs infectieux, il en est d'autres tout aussi conséquents, et on ne saurait assez, par exemple, se méfier des seaux dans lesquels s'abreuvent ces animaux. Pour prouver les faits qu'il avance, M. Pourquier a récemment réalisé une expérience dont les conclusions sont faciles à tirer.

EXPÉRIENCE DE M. POURQUIER. — A la portée d'une gé-nisse près de la mangeoire, M. Pourquier a suspendu un linge imprégné de virus vaccinal. Quelques jours après, cette bête était triste, l'œil terni, la bouche chaude ; le surlendemain on vit apparaître une quantité innombrable de petits boutons, bien ombiliqués avec zone nacrée et aréole rouge, petites pa-pules qui ne tardèrent pas à se transformer en pustules. On avait bien affaire à une vaccine confluente généralisée, et bien grave puisque cette génisse mourut quelques jours après.

Ce n'est pas, certes, sans raison que l'Académie des scien-ces et lettres de Montpellier (section de médecine) a décidé, d'après les conseils de M. Pourquier, de reprendre les expé-rience sur la nature de la variolo-vaccine, et cela dans des milieux appropriés.

M. Haccius, de son côté, comprend très bien l'importance des points que nous venons de signaler, puisqu'il a écrit : « Les expériences de variolisation ayant été faites dans un institut vaccinal, leur valeur en sera peut-être suspectée ; elles risquent, pour le moins, d'être exposées aux mêmes cri-tiques et objections que d'autres essais de ce genre, notam-ment ceux de Céély et de Voigt, dont les résultats positifs ont été infirmés par MM. Chauveau, Berthet et autres. Il serait préférable, je le reconnais, que des expériences de cette nature fussent faites dans des locaux où aucun germe vacci-nique n'a été introduit, en dehors, par conséquent, d'un insti-tut vaccinal. A ce point de vue, je me propose de réviser nos expériences en me plaçant dans des conditions particulières que je vens d'indiquer. N'oublions pas cependant que Fischer fit une de ses inoculations dans le baraquement même des varioleux, et que Céély, Thiélé, Badcock, ont opéré aussi dans des milieux exempts de germes vacciniques. Nous verrons d'ailleurs plus loin que M. Chauveau ne doute pas de la nature variolique de notre virus. »

Néanmoins ce n'est que difficilement, pense M. Haccius, qu'on voit survenir des inoculations accidentelles même on les favorisant par des dénudations du tégument externe dans un milieu de cultures vaccinales.

« Dans le but de se rendre compte de l'influence que pourrait exercer sur les opérations un local où l'on tient habituellement des animaux vaccinés (cowpox), un veau fut préparé comme s'il devait être vacciné (piqûres, incisions, dénudation, scarification), mais on ne fit pas d'ensemencement. Or, malgré un séjour de quinze jours dans ce milieu si peu aseptique, toutes les plaies préparées demeurèrent stériles. L'animal fut vacciné ensuite avec succès (1).

On peut objecter que, dans le cas présent, Haccius s'est trouvé en présence d'une vache naturellement réfractaire, ce qui est plus fréquent qu'on ne croit et que ne cessent de signaler les gens experts en cette matière. De plus, cette bête n'était peut-être pas assez jeune.

Oui, en l'espèce, l'âge joue un rôle important. Déjà Céély recommandait de prendre pour sujets d'expérience *sur l'identité* des animaux présentant les conditions de ceux sur lesquels on observe les éruptions spontanées du cowpox, c'est-à-dire de jeunes vaches laitières. «C'était, d'après Chauveau, on ne peut plus rationnel, et il est certain que cette particularité introduit dans le terrain de culture une condition nouvelle. »

Pour Hime, la jeunesse du sujet à l'épreuve est capitale : cela seul lui suffit à expliquer qu'il ait, lui, obtenu toujours des transformations, tandis que Chauveau arrivait sur des su-

(1) Haccius, *Variolo-vaccin.*

jets adultes à des résultats tout opposés. S'il est des maladies propres à l'enfance, inconnues chez l'individu complètement développé, cela prouve que certaines évolutions morbides ont besoin d'un terrain jeune et spécial. M. Haccius, au contraire, considère l'influence de l'âge comme accessoire. Dans ses recherches, les succès ont été tout aussi complets quand chez des animaux adultes il a pratiqué des inoculations de variolo-vaccin. Ainsi, sur une série de vaches d'un certain âge, il a obtenu une pustulation absolument semblable à celle que donnent dans les mêmes conditions les inoculations avec le virus vaccin. M. Pourquier est aussi de cet avis.

Nous savons aujourd'hui, et les données relatées ici en sont de nouvelles preuves, que non seulement le terrain de culture fait varier l'action des virus, mais que celui-ci est encore modifié par une foule de conditions, tenant aux milieux de culture, au choix de la matière virulente et au point d'insertion des produits inoculés.

Sans vouloir parler du lieu d'inoculation, puisque tout le monde sait aujourd'hui que certaines régions cutanées se prêtent mieux que d'autres à l'absorption des liquides infectieux, nous devons signaler une nouvelle condition qui mérite d'entrer pour une large part en ligne de compte.

Si beaucoup d'expérimentateurs ne sont arrivés à aucun résultat, c'est en effet qu'ils n'ont pas ensemencé une quantité suffisante de liquide variolique.

De plus, il faut se méfier de l'affaiblissement de certaines lymphes varioliques, affaiblissement semblable à celui que l'on constate quelquefois dans l'emploi du vaccin animal ou du vaccin jennerien conservés. Ces dégénérations de vaccin sont fréquentes et sont accompagnés d'une modification de la forme typique de l'éruption vaccinale.

Si M. Chauveau avec la lymphe genevoise n'a pas obtenu des résultats semblables à ceux de M. Eternod, c'est que, à l'air d'Haccius, le variolo-vaccin utilisé à Lyon ne possédait plus sa virulence première ; aussi son emploi a-t-il donné lieu à une éruption bien différente de celle obtenue en Suisse.

D'ailleurs, la preuve de l'amoindrissement de son activité existait déjà dans la terminaison de son évolution le onzième jour. Jamais, avec aucune des sept différentes sources varioliques cultivées à Lancy, on n'a observé de marche aussi rapide.

Il faut donc assez de liquide, et de plus il faut bien l'ensemencer, c'est-à-dire non seulement aux bons endroits, mais encore par les procédés de pénétration reconnus les meilleurs.

Le tégument (1) est la porte d'entrée la plus commune des divers éléments pathogènes, mais l'expérience de M. Pourquier nous apprend que l'infection peut aussi se faire de dedans en dehors, et que la gravité tient aussi le plus souvent à ces différents modes de pénétration. Il ressort des recherches dont nous avons déjà longuement parlé que la façon d'inoculer le pus varioleux modifie énormément les symptômes extérieurs, l'aspect des pustules, les phénomènes généraux, par conséquent les transformations cherchées. M. Fischer insiste vivement sur les divers procédés d'ensemencement du virus, et il en fait une condition essentielle du succès.

Aux yeux d'Haccius, les scarifications et la dénudation ont seules produit des éruptions utilisables, tandis que les incisions et les piqûres sous-épidermiques n'ont rien donné, ou

---

(1) Il y a quelques années, une génisse qui avait été prêtée à M. Pourquier, par le sieur M., vacher à Montpellier, fut rendue à son propriétaire quelques jours après la récolte du vaccin. Elle fut placée dans un coin de la vacherie, et à une distance telle que tout contact avec les autres animaux devenait impossible. Le laitier, ayant eu l'imprudence de passer la main sur le champ vaccinal, vit bientôt apparaître, au pouce de la main droite, une magnifique pustule vaccinale. De plus, quatre vaches de cette étable présentèrent sur les trayons des pustules classiques de cowpox. (Observation contrôlée par M. le docteur Garimon, professeur agrégé.)

n'ont abouti qu'à de petits nodules rouges impropres à la culture. Ce n'est que sur les places scarifiées ou dénudées, que le virus variolique provoque une éruption pustuleuse moins dense que celle que l'on aurait obtenue avec la même quantité de semence vaccinifère.

Relativement au mode particulier d'introduction des agents virulents, nous devons signaler l'influence de la voie sanguine sur plusieurs virus. Et, pour ne pas sortir de notre sujet, M. Chauveau n'a-t-il pas démontré que si la transmission de la vaccine d'un sujet à un autre, par inoculation sous-épidermique, était aussi bien assurée chez le bœuf que chez le cheval, il n'en était plus ainsi quand l'injection du virus était opérée directement dans les vaisseaux lymphatiques ou veineux. L'inoculation, dans ce cas, non seulement confère l'immunité au cheval, mais encore provoque assez souvent l'éruption d'exanthèmes vaccinaux, fac-simile exact de ceux de la maladie naturelle, tandis qu'elle n'amène aucune éruption et ne paraît pas même capable de produire l'immunité vaccinale chez des animaux de l'espèce bovine. MM. Arloing, et Thomas, comme nous l'avons déjà dit à propos des recherches de Berthet, ont démontré que le microbe du charbon symptomatique se comporte tout différemment, suivant qu'il est inoculé dans le tissu cellulaire ou introduit dans le sang par injection.

Dans le premier cas, les accidents sont mortels; dans le deuxième cas, au contraire, les phénomènes généraux sont à peine marqués, et l'organisme bénéficie désormais de l'immunité contre toute tentative de contagion charbonneuse.

Nous pourrions multiplier les exemples de cet ordre et citer les expériences de Bouley et Burdon-Sanderson en Angleterre, qui confèrent aux vaches l'immunité contre la pleuropneumonie épizootique, par l'injection intra-veineuse du liquide virulent, celles de Galtier sur la rage, enfin celles de Chauveau et Arloing sur la septicémie gangreneuse. Que

ce mode d'introduction dans l'économie amène l'atténuation du virus, cela n'a rien de surprenant, puisqu'il ressort des travaux de Charrin et Roger que le sérum sanguin
provenant d'animaux vaccinés possède un pouvoir bactéricide très marqué vis-à-vis des microbes contre lesquels on a
prémuni l'animal. Et quelques auteurs ont eu tort de préten-
dre que ce pouvoir bactéricide ne jouait aucun rôle dans le
mécanisme de l'immunité. Ce n'est pas, en effet, une propriété
artificielle n'apparaissant qu'en dehors des vaisseaux et man-
quant dans l'organisme vivant; mais, comme le raisonnement
le fait prévoir, les expériences de MM. Charrin et Roger
établissent d'une façon indéniable que le contenu vasculaire
est véritablement bactéricide dans l'intérieur de l'économie.

Il semble donc que ce sont aux propriétés chimiques du
sang qu'incombe le premier acte de la défense contre l'invasion microbienne, et, quand les agents pathogènes pénètrent
dans le sang des réfractaires, ils perdent presque de suite
leurs propriétés natives, dès lors, ils se trouvent livrés sans
défense à leurs adversaires, parmi eux aux phagocytes; ces
adversaires s'en emparent et achèvent de les détruire.

Ces expériences nouvelles confirment donc la conception
de l'immunité acquise, telle que l'a développée le professeur
Bouchard; elles établissent que les propriétés bactéricides du
sang existent dans le corps de l'animal en santé et prennent
une part primordiale dans sa résistance à l'infection.

La conclusion de tous ces faits, c'est que le milieu sanguin
atténue très notablement certains virus, parmi lesquels la
vaccine.

Quand on voit combien diffèrent les résultats des opérations
lorsqu'on en change les éléments et les conditions, quand
on voit la variété des résultats obtenus dans les divers pays
et par les mêmes auteurs, on doit conclure que la période des
recherches n'est pas close, et que, tirant profit des méthodes

et des découvertes nouvelles, l'expérimentation est appelée
à donner des résultats probants et incontestables.

Ce système des inoculations est-il le seul ? et n'est-il pas
possible, en abordant le problème de l'identité de la variolo-
vaccine par un autre côté, d'arriver aussi vite à la solution ?
Dans le chapitre IV nous avons passé en revue les principales communications relatives à l'étude microbiologique, et
nous nous sommes demandé si le microbe de ces deux lymphes avait été suffisamment mis en lumière. Il nous a paru
que, à l'heure présente, il n'y avait rien de précis à ce sujet,
et que le germe de la vaccine, comme celui de la variole,
étaient encore à trouver. Il faut bien le dire : que l'on décou-
vre l'un des deux et la question sera tranchée ; en effet,
si la nature est la même, avec l'un on doit trouver l'autre,
et cela pour si modifiés ou transformés qu'ils aient pu être,
chacun par sa propre évolution. Si, connaissant le premier, on
ne trouve pas le second, ou si l'on arrive en présence d'un
élément tout différent, l'opinion de la dualité sera fondée.
Nous avons encore tous le souvenir des conceptions diverses
auxquelles, il y a à peine quelques années, les manifestations
en apparence si variées des processus tuberculeux avaient
donné naissance. Les travaux s'accumulaient : les uns prouvant l'unité, les autres la dualité de cette maladie, et cela
avec des arguments qui paraissaient irréfutables de part et
d'autre. Les discussions, appuyées sur des procédés d'expérimentation scientifiquement dirigés, semblaient devoir s'éter-
niser, lorsque, en 1882, Koch met en lumière, isole et cultive
le microbe qui depuis porte son nom. Avec ce bacille, inoculé
à l'animal, on crée de toutes pièces des foyers tuberculeux et
des foyers caséeux ; ainsi l'identité, l'unité de la diathèse
étaient établies, et les pneumonies dites caséeuses rentraient
dans le grand code de la tuberculose. Ce grand édifice s'éri-
geait du seul fait de cette magnifique découverte. Eh bien!

n'y a-t-il pas lieu d'entrevoir quelque analogie entre cette question et celle que nous avons étudiée? et cette supposition ne permet-elle pas de faire, à côté de l'expérimentation, une large place au microscope?

Cette voie d'investigation, l'examen microbiologique des produits virulents de la variole et de la vaccine, mérite certainement l'attention de l'anatomie pathologique.

Il faut chercher, même par des tâtonnements, à découvrir et isoler le micro-organisme de la vaccine et de la variole, si toutefois il y en a un, ce qui est tout à fait probable. Il sera alors facile de l'atténuer soit par des cultures *in vitro*, soit par des passages successifs à travers les animaux, et d'en tirer toutes les applications pratiques d'une si salutaire utilité.

Insistons plus longuement sur les ressemblances de ces deux maladies avec la tuberculose. Cette dernière aussi est très fréquente chez les animaux, où, presque toujours pure, elle présente néanmoins des manifestations sensiblement différentes suivant les espèces et le sujet.

Dans ces derniers temps, l'attention a été appelée sur la tuberculose des gallinacés. La présence dans les productions néoplasiques de bacilles analogues à ceux de Koch avait fait admettre l'identité de cette tuberculose avec celle de l'homme. M. Nocard cite un cas où dix poules contractèrent la maladie en picotant les crachats d'un valet tuberculeux. Mais M. Straus et Wurtz ne parvinrent pas à transmettre l'infection en faisant ingérer, pendant un an, des crachats tuberculeux à six poules et un coq. Réciproquement, Rivolta, Maffucci, reconnurent que le bacille de la tuberculose aviaire n'est guère pathogène pour les mammifères; au Congrès de Berlin, Koch confirma ce fait.

Les bacilles de la tuberculose aviaire sont plus longs, plus gros et plus granuleux; ils se développent plus facilement

sur les milieux artificiels et présentent des cultures d'aspect
différent; enfin ils se montrent plus résistants aux tempéra-
tures plus élevées. Expérimentalement on l'a cultivé, et chez
le lapin, par exemple, il trouve un milieu favorable à son
développement. Rivolta a fait connaître que les effets de
l'inoculation des cultures de la tuberculose aviaire sont différents chez les cobayes et chez les lapins. Grancher et Le-
doux-Lebar sont arrivés aux mêmes résultats. Les recherches de Roger et Gilbert ont encore établi que la tuberculose
aviaire diffère de la tuberculose humaine par ses caractères
histologiques. De plus, chez la poule et chez le faisan, deux
espèces animales voisines, l'aspect des tubercules est tellement différent qu'on pourrait croire qu'il s'agit de deux affections distinctes: il n'en est rien, en réalité, car la tuberculose du faisan inoculée à la poule donne naissance, chez ce
dernier animal, aux lésions qu'on y observe habituellement (1).

Voilà un nouvel exemple qui montre que la nature des lésions dépend bien plus de l'organisme envahi que du parasite
envahisseur et nous rappelle qu'il ne faut pas trop compter
sur les caractères histologiques pour admettre ou rejeter
l'identité de deux maladies.

Et, de ces relations qui existent entre la tuberculose de
l'homme et celle des animaux, ne pouvons-nous pas tirer
quelque enseignement au profit de notre étude? Est-ce que
ces relations ne seraient pas analogues à celles qui existent
entre la variole et la vaccine, et, reprenant l'idée de Hime
qui avait été celle de Jenner, ne peut-on pas concevoir que
dans les temps lointains ces deux états infectieux relevaient
d'un seul et même agent auxquels une évolution différente
dans des milieux différents a créé des aptitudes spéciales en

(1) Roger, *Traité de médecine.*

modifiant même leur entité primitive, et aujourd'hui nous aurions en présence deux variétés d'une même espèce. Si au contraire les espèces sont distinctes, ne le sont-elle pas comme celles de la tuberculose de l'homme et de la tuberculose aviaire ainsi que le peuvent Gibbes et Schurly, eux qui soutiennent que, chez les diverses espèces animales, les tuberculoses relèvent d'agents différents, assez voisins sans doute mais non identiques. Tous ces faits remettent en question l'unicité de la tuberculose chez les animaux et chez l'homme.

Ils nous permettent en somme de formuler à propos des rapports de la variole et de la vaccine des conceptions hypothétiques qui donnent satisfaction à l'esprit. M. Chauveau n'est pas loin de concevoir ainsi ces relations, lui qui écrivait en parlant de ces deux maladies : « Elles semblent dériver l'une de l'autre ou d'une souche commune. Mais je ne conviendrai jamais que le vaccin soit une atténuation de la variole. Si celui-ci dérive de celle-là, il y a eu transformation d'un virus fort en un autre virus fort, ce qui est tout différent d'une métamorphose incomplète. Ces deux virus sont deux agents infectieux également forts dans leur activité spécifique respective, également aptes à s'atténuer chacun suivant son impressionnabilité particulière aux influences atténuantes. »

Avec une pareille hypothèse qui concilie les deux théories, les uns et les autres peuvent ne pas avoir tort.

Que résulte-t-il de toutes ces nombreuses controverses ? Depuis que la question de la variole est revenue sur l'eau, ce qui depuis trente ans était l'opinion classique semble devenir l'erreur de demain. Nous vivions scientifiquement sous l'influence de cet aphorisme auquel était abouti en 1865 la Commission lyonnaise, *que la variole ne peut donner que la variole, et la vaccine que la vaccine.*

Telle était la conclusion générale admise à cette époque, et enseignée encore récemment. La souveraine autorité de

Chauveau a pu seule la maintenir si longtemps, et la main-
tient encore aujourd'hui, malgré des opinions nouvelles qui,
de tous les côtés, chaque jour plus nombreuses, cherchent à
en appeler de ce verdict.

C'est que les expériences de Céély, de Thiélé, de Voigt, de
Fischer, d'Éternod, d'Haccius, de Himo, tendent à prouver
que la transformation cherchée a été obtenue dans certains
cas. Nous avons recueilli toutes les objections qu'on a eu raison de faire aux différents procédés d'investigation, mais ces
critiques ne détruisent pas les faits acquis; elles nous permettent seulement de dire: « Peut-être les résultats de transformation signalés ces derniers temps ne sont pas exacts. Il
nous semble que toutes les précautions nécessaires n'ont pas
été prises. » Il faut donc mettre les expériences à l'abri de
tout reproche, et, seule, une bonne technique pourra conduire à la solution cherchée.

1° *Récolte.* — Il s'agit de recueillir un liquide variolique
pur, exempt de tout élément étranger, et le prendre sur une
région bien lavée et au bon moment, c'est-à-dire alors que la
virulence est la plus grande.

2° *Conservation.* — Utiliser la glycérine et des tubes bien
stérilisés.

3° *Choix du lieu d'opération.* — Il faut une étable éloignée
de tout centre vaccinal, une étable à température à peu près
constante de 16 à 17° en moyenne.

4° *Entretien de l'étable.* — Chaque animal variolé doit disposer d'une stalle spéciale, désinfectée à fond, pourvue de
litière fraîche.

5° *Choix des animaux.* — On doit expérimenter en séries
sur des animaux d'âge différent, et choisir de préférence les
bêtes paraissant être de bonnes vaccinifères.

6° *Champ opératoire.* — Bien rasée, bien lavée, bien aseptique, la région sous-abdominale paraît être la plus favorable.

7° *Autour de l'opération.* — L'ensemencement doit être fait sur une table neuve, avec des instruments flambés.

8° *Ensemencement.* — Le virus doit être introduit par différentes voies.

a) Piqûres sous-épidermiques.
b) Incisions intéressant la couche superficielle du derme.
c) Scarifications quadrillées.
d) Dénudations (1).

9° *Pansement du champ de culture.* — C'est un point sur lequel insiste vivement M. Pourquier, car, pour lui, il importe de faire une asepsie complète, non seulement pendant l'opération, mais pendant toute la durée de l'expérience.

Il faut donc isoler complètement les diverses régions de l'animal et mettre ce dernier, en l'attachant convenablement, dans l'impossibilité de s'inoculer lui-même accidentellement.

Il importe en outre de veiller à ce que l'animal demeure en bonne santé.

10° *Examiner* l'animal avec toutes sortes de précautions.

11° *Contrôler les expériences* avec les virus obtenus; faire des cultures en séries sur différentes races d'animaux plus ou moins vaccinables.

En prenant toutes ces précautions, et nous n'avons ici la prétention que de signaler les importantes, celles qui ont prêté matière à des discussions ou à des interprétations contradictoires, en tenant compte, au demeurant, de tous les desiderata relevés dans les si nombreuses critiques des expé-

(1) Il nous semble qu'on pourrait procéder à ces dénudations avec autre chose que du papier de verre, celui-ci ne présentant pas des garanties suffisantes d'asepsie.

périences déjà faites, on arrivera certainement à des résultats précis et indiscutables. Que dans ces conditions une seule
transformation de variole en vaccine soit manifestement vé-
rifiée, et l'unité de la nature de ces deux maladies sera démontrée, ce qui, au point de vue de la doctrine, est déjà logique et rationnel. Comme Gillet l'a écrit récemment : Toutes
subversives et toutes révolutionnaires que soient ces nouvelles idées, l'histoire des sciences médicales nous a déjà
ménagé plus d'une surprise semblable.

RÉSUMÉ

On peut résumer en peu de mots cette longue étude critique en disant que la question de l'identité de la variole et de la vaccine est à reprendre. En effet, la littérature médicale nous montre deux opinions absolument contraires. Les expériences de Chauveau, concluant à la dualité pathogénique de ces deux maladies, sont d'une rigoureuse exactitude. Tout ce qu'a décrit le savant professeur de Lyon, d'autres l'ont constaté après lui. D'ailleurs, l'autorité d'un tel nom suffit pour affirmer la valeur des faits apportés.

D'autre part, des travaux venus d'Allemagne, d'Angleterre, de Suisse, de Russie, ont montré la question sous un jour différent et posé la possibilité expérimentale de l'identité dont nous venons de nous occuper.

Opposer les unes aux autres ces deux séries de recherches différentes dans leurs résultats ne paraît pas légitime. On ne doit pas, en se basant sur certaines observations, nier la solidité des autres. Une conclusion semble se dégager de ces controverses, c'est que l'opinion scientifique n'est pas faite sur ce point, puisque les adversaires gardent chacun leurs positions. Il nous apparaît que la solution est à chercher et que deux voies s'ouvrent aux investigations.

La première consiste dans les tentatives d'inoculation, et nous croyons avoir posé les termes dans lesquels l'expérimentation doit se renfermer quand nous avons dit qu'il faut pour réussir le concours des circonstances suivantes : 1° choix d'un local approprié, loin de tout foyer vaccinal ; 2° recueillir une lymphe variolique au moment voulu ; 3° prendre des animaux bien vaccinifères et d'âge différent ; 4° préparer convenablement le champ d'ensemencement du virus ; 5° opérer en variant les procédés avec toutes les rigueurs de l'asepsie contemporaine ; 6° ne pas se départir de ces soins aseptiques minutieux pendant toute la durée de l'observation.

La seconde est celle de la différenciation bactériologique, si différenciation il y a. Sans doute, en ce qui nous concerne, le microscope n'a conduit encore à rien de positif. Peut-être l'avenir démontrera-t-il que les méthodes microbiologiques sont insuffisantes pour résoudre le problème de l'identité de la variole et de la vaccine ; peut-être aussi ne reste-t-il qu'à trouver un important détail de technique.

Mais, nous le répétons, notre foi est grande dans l'inoculation expérimentale telle que nous la concevons.

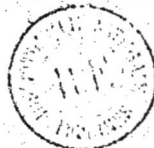

INDEX BIBLIOGRAPHIQUE

DES OUVRAGES CONSULTÉS

___

Auzias Turenne. — Réflexion sur les rapports qui existent entre la variole et la vaccine. (Bulletin Académie de médecine, XXX, 64.)

Baron. - Life of Jenner. (London, 1838.)

Berthet. — Vaccine et variole. (Lyon, 1884.)

Bouley. — Discussion sur l'origine de la vaccine. (Bulletin Académie de médecine, XXIX, 1863.)

Bousquet. — Sur la vaccine. Compar. la vaccine et la variole. (Bulletin Académie de médecine, XXIX, 63-64.)

Céély. — Observation on the variola vaccinæ. (Worcester, 1840.) Traduction allemande de Heim. (Stuttgard, 1841.)

Charrin et Roger. — Atténuation du virus dans le sang des animaux vaccinés. (Société de biologie, 2 juillet 1892.)

— Le rôle du sérum dans le mécanisme de l'immunité. (Société de biologie, décembre 1892.)

Chauveau. — Lettre accompagnant un rapport sur la vaccine et la variole. (Bulletin Académie de médecine, XXX, 1866.)

— De l'autonomie de la vaccine. (Annales de dermatologie, 1865.)

— Note sur les dangers de l'inoculation du virus dit vaccino-variolique. (Bulletin Académie de médecine, XXX, 1890.)

— Communication à l'Académie de médecine sur la transformation des virus à propos des relations qui existent entre la vaccine et la variole. (Bulletin Académie de médecine) XXVI, 1891.)

— Nouvelle communication (2 octobre 1892).

Cornaz. — De l'origine du cowpox. (Neufchâtel, 1883.)

Depaul. — Origine de la vaccine et discussion. (Bulletin Académie de médecine, XXIX, 63-64.)

— Note sur des expériences relatives à l'inoculation de la vac-

cine et de la variole à différentes espèces animales, par le
docteur A. Vy (t. XXXI, p. 430).

D'Espine. — Article vaccine. (Nouveau dictionnaire de médecine,
t. XXXVIII.)

Coppeman. — Bactériologie de la lymphe vaccinale. (Epidém. Soc.,
1892.)

Eternod et Haccius. — Note sur des recherches concernant la variolo-
vaccine. (Semaine médicale, 58, 1890.)

Fischer. — Ueber Variola und Vaccine und Züchtung der Variola Vaccine. (Münchener Medizinische Wochenschrift, 42, 1890.)

— De la transformation de la variole en vaccine. (Semaine médicale, 28 septembre 1892.)

Galtier. — Traité des maladies contagieuses. (Paris, 1891.)

Gillet. — Variolo-vaccine. (Revue génér. clinique, 50, p. 787.)

L. Guinon. — Vaccine. (Traité de médecine, 1892.)

— Variole. (Traité de médecine, 1892.)

Haccius. — Variolo-vaccine. (Genève, 1892.)

Haccius et Eternod. — Contribution à l'étude de la variolo-vaccine.
(Revue médicale Suisse Romande, 92, nᵒˢ 7 et 8.)

Haffter. — Zur Identität der Variola und Vaccine. (Correspondenz.
Blatt für Schweizer. Aerzte, XXI, 91.)

Janselme. — De la vaccine généralisée. (Gazette des hôpitaux, mars,
1892.)

— Sur un cas de vaccine généralisée par auto-inoculation. (Gazette hebdomadaire. Paris, 1892.)

Janson. — De l'immunité pour la variolo-vaccine. (Cent. f. Bakter.,
X, 2-92.)

Jenner. — Inquiry into the causes and effect of variolæ vaccine. (London, 1798.)

Kussmaul. — Zwanzig Briefe, über Menschenpocken und Kuhpocken.
(Freiburg, 1 B., 1870.)

Layet. — Traité pratique de la vaccination animale. (Paris, 1880.)

Marchand. — Evolution simultanée du virus vaccinal et variolique
chez le même sujet. Variole modifiée. (Archives méd. militaire, 1892.)

Peiper. — Die Schutzpockenimpfung und ihre Ausführung. (Leipzig,
1888.)

Pfeiffer. — Ueber Vaccine u. Variola. Verhandlungen des III Con-
gresses für innere Medizin.

Pissin. — Die besti Methode der Schutzpockenimpfung. (Berlin, 1854.)

Pourquier. — Un parasite du cowpox. (Gazette hebdomadaire, 1888.)

Prautois. — Quelques recherches au sujet de la collision de la variole et de la vaccine. (Revue médicale de l'Est, 20, p. 628, 1892.)

Reiter. — Ueber Impfung der Kühe mit Mentschenblattenrstoff.

Roger. - Tuberculose. (Traité de médecine, 1892).

Schulz et Weyl. — Etude de la lymphe. (Zeit. f. Hyg., X, 3, 1892.)
 — Nature chimique et physique du vaccin. (Zeits. f. Hyg. X et Hyg. Rund., 11-14.)

Sprengel. — Histoire de la médecine.

Strauss. — Lymphe vaccinale, (25 juillet 1882).

Strauss, Chambon, Ménard. — Lymphe vaccinale. (Société de biologie, X, 1883.)

Quist. — Petersb. (Med. Woch., n° 46, 1882.)

Thiélé. — Die Menschen und Kuhpocken in ihrer Identitat mit Rückbildung ersterer zur Vaccine. (Erlangen, 1839.)

Trolard. — Vaccine et variole. (Progrès médical, 6 juin 1891.)

Varlomont. — Traité de la vaccine. (Paris, 1883.)

Voigt. — Vaccine und Variola (1882).
 — Fortpflanzung der Thierlymphe (1891).

Whiteside Hime. — Transformation de la variole et vaccine. (Brit. med. j., 16 juillet 1892.)

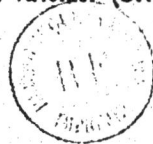

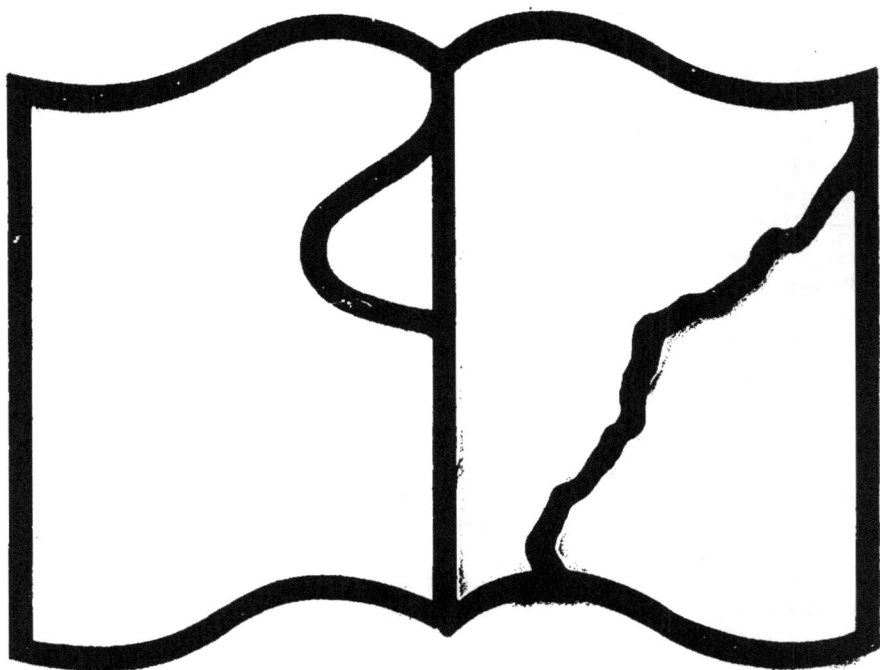

Texte détérioré — reliure défectueuse

NF Z 43-120-11